江苏高校哲学社会科学研究重点项目"江苏省县级公立医院改革跟踪评估和发展对策"（项目号：2014ZDIXM018）

周绿林 刘 童 许兴龙 著

XIANJI GONGLI YIYUAN
GAIGE GENZONG PINGGU HE FAZHAN DUICE

# 县级公立医院改革跟踪评估和发展对策

江苏大学出版社
JIANGSU UNIVERSITY PRESS
镇 江

**图书在版编目(CIP)数据**

县级公立医院改革跟踪评估和发展对策 / 周绿林，
刘童，许兴龙著. — 镇江：江苏大学出版社，2018.11
ISBN 978-7-5684-0979-7

Ⅰ. ①县… Ⅱ. ①周… ②刘… ③许… Ⅲ. ①县—医
院—体制改革—研究—江苏 Ⅳ. ①R197.32

中国版本图书馆 CIP 数据核字(2018)第 241712 号

**县级公立医院改革跟踪评估和发展对策**

著　　者/周绿林　刘　童　许兴龙
责任编辑/徐　婷
出版发行/江苏大学出版社
地　　址/江苏省镇江市梦溪园巷 30 号(邮编：212003)
电　　话/0511-84446464(传真)
网　　址/http://press.ujs.edu.cn
排　　版/镇江市江东印刷有限责任公司
印　　刷/镇江文苑制版印刷有限责任公司
开　　本/718 mm×1 000 mm　1/16
印　　张/9.5
字　　数/194 千字
版　　次/2018 年 11 月第 1 版　2018 年 11 月第 1 次印刷
书　　号/ISBN 978-7-5684-0979-7
定　　价/35.00 元

如有印装质量问题请与本社营销部联系(电话:0511-84440882)

# 前　言

公立医院作为医疗卫生系统的重要组成部分，在保障国民健康、维护社会稳定、促进经济健康发展等方面发挥着重要作用。在我国，绝大多数医院属于公立医院，是具有一定公益性和福利性的社会公益事业，公立医院保障人民群众享有基本医疗卫生服务的权利。

县级公立医院作为城乡医疗卫生服务体系的纽带，在城市医疗机构和农村三级医疗卫生服务网络中发挥"承上启下"的作用。县级公立医院综合改革是深化医药卫生体制改革、切实缓解群众"看病难、看病贵"问题的关键环节。20世纪80年代以来，中国开展了县级公立医院的改革之路，在改革过程中不断探索。2009年，新一轮医药卫生体制改革翻开了公立医院改革的新篇章。为了维护县级公立医院的公益性，调动积极性，保障其健康可持续发展，国家积极推动县级公立医院的综合改革工作。2012年，国务院办公厅印发《关于县级公立医院综合改革试点意见》，开展县级公立医院综合改革试点工作。2015年，国务院办公厅印发《关于全面推开县级公立医院综合改革的实施意见》，县级公立医院综合改革在全国全面推开，并要求对县级公立医院的改革成效进行跟踪评估。

笔者于2014年申报了江苏高校哲学社会科学研究重点项目——江苏省县级公立医院改革跟踪评估和发展对策（项目号：2014ZDIXM018），获批后历时4年，对县级公立医院改革相关问题进行了细致的调查研究，形成初步的研究成果，并在此基础上撰写本书，以与同仁交流。

本书的出版得到了江苏大学出版社，以及江苏大学管理学院卫生事业管理系老师和研究生的大力支持，衷心感谢他们。

县级公立医院改革是一项复杂的系统工程，限于时间和水平，书中不当之处在所难免，恳请读者、学者和同仁批评指正。

# 目　录

# 第1章 导 论

## 1.1 县级公立医院改革跟踪评估的必要性及意义

### 1.1.1 县级公立医院改革跟踪评估的必要性

长期以来，我国的医疗卫生资源和相关卫生政策向城市大医院倾斜，县级公立医院及基层医疗卫生机构医疗服务能力偏弱，医疗质量得不到应有的保障，比城市医院间的改革机制薄弱，医疗服务体系呈现"碎片化"特征。县级公立医院作为城乡医疗卫生服务体系的纽带，其在城市医疗机构和农村三级医疗卫生服务网络中发挥着"承上启下"的作用，因而推动县级公立医院综合改革是深化医药卫生体制改革、切实缓解群众"看病难、看病贵"问题的关键环节。

为了维护县级公立医院的公益性，调动积极性，保障其健康可持续发展，国家积极推动县级公立医院的综合改革工作。2009 年，中共中央国务院开启了新一轮的医药卫生体制改革，公立医院改革进入了新的篇章。2012 年，国务院办公厅印发《关于县级公立医院综合改革试点意见》（国办发〔2012〕33号），开展县级公立医院综合改革试点工作，建立维护公益性、调动积极性、保障可持续性的县级医院运行机制。2014 年，国家卫生计生委、财政部等五部委联合印发《关于印发推进县级公立医院综合改革意见的通知》（国卫体改发〔2014〕12 号），指出县级公立医院综合改革是全面推进公立医院改革的重要内容，各地要贯彻落实中央关于全面深化改革的总体部署，进一步推进医药卫生体制改革，各地要加快县级公立医院综合改革步伐，巩固扩大改革成效。2015 年，国务院办公厅印发《关于全面推开县级公立医院综合改革的实施意见》（国办发〔2015〕33 号），县级公立医院综合改革在全国全面推开，并要求对县级公立医院的改革成效进行跟踪评估。

江苏省积极贯彻落实国家有关方针政策，推动县级公立医院综合改革。2012 年，江苏省人民政府办公厅印发《江苏省深化医药卫生体制改革 2012 年度主要工作安排》（苏政办发〔2012〕44 号），将加快公立医院改革作为 2012

年全省深化医药卫生体制改革的六项主要工作之一。同年，为积极稳妥推进江苏省县级公立医院综合改革试点工作，江苏省人民政府办公厅印发《江苏省县级公立医院综合改革试点实施意见》（苏政办发〔2012〕167号），指出统筹推进服务体系、管理体制、补偿机制、人事分配制度、价格机制、医保支付制度等综合改革，建立维护公益性、调动积极性、保障可持续性的县级医院运行机制。2013年，江苏省人民政府办公厅印发《关于全面推进县级公立医院综合改革的实施意见》（苏政办发〔2013〕143号），指出在2012年县级公立医院综合改革试点的基础上，全面推进县级公立医院综合改革，破除"以药补医"，建立维护公益性、调动积极性、保障可持续性的运行机制。

县级公立医院综合改革从试点开始，至今已有6年，改革的成效与问题也应当有所体现。而已有研究多从绩效、公益性及效率等方面评估县级公立医院的综合改革成效，缺乏一套广泛认可的指标体系对其改革成效进行跟踪评估。因此，本研究在全面了解和把握县级公立医院综合改革方向和目标的基础上，先对江苏省县级公立医院的运行效率及其影响因素进行分析，在此基础上，从江苏省苏南、苏中、苏北地区各选取2家县级公立医院，运用所构建的县级公立医院综合改革成效评估指标体系，对6家县级公立医院的综合改革成效进行跟踪评估，进一步探究改革所取得的成效及改革过程中存在的主要问题，提出推动县级公立医院综合改革发展的对策建议，引导县级公立医院综合改革向纵深发展。

### 1.1.2 县级公立医院改革跟踪评估的意义

（1）理论意义

第一，丰富了县级公立医院综合改革相关理论。国内对公立医院的评估主要集中于三级综合性医院和社区卫生服务中心，由于县级公立医院综合改革推进时间短，有关研究相对较少。本书构建了县级公立医院综合改革成效评估指标体系，并对指标体系进行了运用，有利于丰富县级公立医院综合改革相关理论，拓展了县级公立医院综合改革理论研究的广度与深度。

第二，拓展了县级公立医院综合改革评估的方法。本研究构建了县级公立医院综合改革成效评估指标体系，并运用所构建的指标体系跟踪评估江苏省样本县级公立医院综合改革成效，为县级公立医院综合改革跟踪评估提供量化工具，拓展了县级公立医院综合改革跟踪评估的方法。

（2）现实意义

第一，有利于促进医疗卫生资源的合理配置。通过分析县级公立医院的运行效率及影响效率的因素，可以发现医院运行过程中存在的问题与不足，以便及时对医院资源、规模等进行合理调整，避免浪费县域内有限的医疗卫生资源。

第二，有利于县级公立医院综合改革进一步深化。通过建立评估指标体系，并将指标体系运用于江苏省样本县级公立医院综合改革成效评估中，及时发现现阶段改革的不足，指导下一阶段改革工作，促进县级公立医院健康持续发展。

第三，有利于为其他地区县级公立医院综合改革评估提供借鉴。本研究不仅构建了评估指标体系，还运用指标体系跟踪评估江苏省样本县级公立医院的综合改革成效，表明指标体系具有较强的可操作性，可用于其他地区县级公立医院综合改革成效的评估。

## 1.2　国内外公立医院评估现状

### 1.2.1　国外公立医院评估现状

公立医院作为医疗卫生系统的重要组成部分，它的存在是一种普遍性、国际性的现象。20 世纪 90 年代以来，各国根据自身实际情况，对医疗卫生体制进行改革。虽然各国医疗卫生体制改革的出发点不同，但均呈现加强医院监管、提升医疗服务质量、完善医院评估等趋势。通过文献回顾发现，国外对公立医院的研究主要集中在公立医院评估方法、公立医院评估内容、公立医院改革影响因素等方面。

（1）公立医院评估方法研究

国外学者通过构建指标体系对公立医院进行评估。Badri M A、Abdulla M H（2004）首次将层次分析运用于非营利组织的整体绩效评价。Hung-Yi Wu（2011）根据非营利组织的特点，首先运用多目标决策方法明确其绩效评价指标，然后采用 Dematel 方法确定各评价指标的权重。Tsung-Han Chang（2014）综合应用 Fuzzy 理论、Vikor 方法构建医院服务质量评估指标体系，用于评估模糊环境中的医院服务质量。

此外，国外学者运用数据包络法（DEA）等方法分析医院效率。Sherman（1984）首次将 DEA 方法应用于卫生领域，并对马赛诸塞州 7 家医院外科的经济效益进行分析。Guilhermina Rego 等（2010）利用数据包络法分析公立医院的运行效率，以此评估葡萄牙公立医院改革的效果，结果表明自主化管理及公立医院公司化运作等措施对葡萄牙公立医院的改革产生了积极的影响。Gary D 等（2013）运用 DEA 方法分析 2005 年美国 1074 家医院的效率与服务质量。Fragkiadakis G 等（2016）利用 DEA 中 CCR 模型、Malmquist 指数法分析 87 家希腊公立医院的运营效率及效率变化趋势。Khushalani J 和 Ozcan Y A（2017）运用动态网络 DEA 方法分析医院医疗服务效率。

此外，还有学者在分析医院效率的基础上探讨医院效率的影响因素。Puenpatom R A 和 Rosenman R（2008）运用 DEA 方法测量泰国 92 家省级公立医院 1999—2002 年的运行效率，并运用截断回归模型探索医院运行效率的关键影响因素，结果表明医保支付方式是影响医院运行效率的重要因素。Pilyavsky A I 等（2010）运用 DEA 方法测量乌克兰 61 家医院 1997—2001 年的运行效率，并运用 Tobit 回归模型对医院运行效率的影响因素进行了探讨，结果表明地理位置是影响乌克兰医院效率的重要因素。Tiemann O 和 Schreyogg J（2012）将德国的公立医院、私立盈利性医院及私立非营利性医院作为研究对象，运用 DEA 方法测量样本医院的运行效率，并基于双重差分法的回归模型探讨医院效率的影响因素，结果表明医院的性质是影响效率的重要因素。Caroline J A 等（2014）运用 DEA 方法分析加纳 128 家医院（包括 73 家公立医院、7 家准公立医院、6 家私立医院等）的技术效率和规模效率，并利用 Tobit 回归模型分析医院效率的影响因素，结果表明医院所有制性质是影响运行效率的重要因素。Roya G 等（2015）运用 DEA 方法分析美国 187 家医院的运行效率，并利用 Tobit 回归模型分析医院运行效率的影响因素，结果表明信息技术投资是影响医院运行效率的重要因素。

（2）公立医院评估内容研究

国外对公立医院的评估一般由第三方中介组织开展，其对公立医院的评估工作已趋于成熟，虽然各国医院评估体系的名称各异、形式不同，但评估的核心理念均以患者为中心，注重医疗服务质量与安全。美国的 JCI 标准遵循以病人为中心，从医疗服务可及性和连续性、患者与家属的权利、患者评估、患者治疗、药品管理和使用、患者与家属的教育等方面进行评价。日本医疗质量保健委员会（JCQHC）从推广以患者为中心的医疗保健服务、优质医疗服务实践、实现目标的组织管理等方面评价医院医疗服务质量。

另外，国外学者对公立医院的绩效、医疗服务质量等也进行了评估。Piee Pe（2005）借助平衡记分卡（BSC）构建医院绩效评价指标体系。John（2007）运用 PAI 模式评价美国医院绩效指标。Zelman（2008）基于 BSC 评价医院的过程绩效。Verzola A 等（2009）运用 SWTO 分析法探讨 BSC 在医院绩效评价中的应用效果，认为 BSC 在医院绩效评价中的应用具有诸多优点。Eric van der Geer 等（2009）指出绩效指标越来越多用于控制和测量医疗服务的质量和效率，以及在医疗服务质量评估。Effie Simou 等（2014）利用专家咨询法构建公立医院质量指标体系，从质量、反应性、效率、利用率、时效性、资源和能力方面评价公立医院的质量。Long – Sheng Chen 等（2015）在借鉴 WHO 的 PATH 模型及 OECD 的 HCQIP 框架的基础上，确定临床绩效评估从安全性、临床疗效、以患者为中心、效率、医务人员定位等方面进行。Victor Soria-Aledo（2016）利用 12 个指标评估普外科的医疗服务质量。

（3）公立医院改革影响因素研究

国外有学者认为医疗卫生体制改革影响公立医院改革。Ruth Brousseau 等（2013）在医疗改革背景下，认为美国加利福尼亚州公立医院面临诸多挑战，一方面在医疗改革背景下预计会有 360 万人新参加医保，另一方面许多新参保者会选择私人医疗机构就诊。Lazarevik V 等（2013）指出在马其顿过去二十多年医疗卫生体制改革中，公立医院基础设施情况不断恶化，患者对公立医院提供的医疗服务质量感到失望，与此同时，私立医疗机构出现，许多患者选择到私立医疗机构就诊，为了改善这种状况政府要进一步推动医疗卫生体制改革。

也有学者认为公立医院改革的关键在于调动医务人员积极性。Peiying Zhang（2014）认为公立医院改革是否成功取决于能否调动医务人员的积极性，医务人员的积极性受薪酬、获得认可、满意度等因素影响。Zhang Xing 等（2015）研究日本公立医院改革情况，发现医务人员的积极性影响医疗服务质量。Tuba İ Agartan（2015）认为若不鼓励医务人员参与公立医院改革，那么公立医院重组、初级卫生保健改善的工作将难以实现。

### 1.2.2 国内公立医院评估现状

随着公立医院改革的深化，公立医院改革引起了学者的高度关注，众多学者从不同层次和角度对公立医院改革进行了总结和反思。通过文献回顾发现，国内学者对于公立医院评估的研究集中在国外公立医院评估借鉴、公立医院公益性、公立医院评估方法、公立医院评估内容等方面。

（1）公立医院评估借鉴研究

我国正处于深化医药卫生体制改革攻坚克难的关键阶段，对于公立医院改革成效的评估，需借鉴国外公立医院评估的先进经验，但也不能照搬其他国家经验，最根本还应立足于我国的国情，借鉴发达国家和地区公立医院改革的经验。代涛等（2012）指出新加坡公立医院经历公司化改革及加强政府指导干预后，采取了更加精细化的手段，采取组建医疗集团、加强医院评价等措施，强化对公立医院的监管，改革的主要特点是通过引入市场机制、加强竞争提高服务质量和效率，但必须在政府的干预控制下，以保障大多数人的基本医疗卫生服务需求为前提。朱嘉龙（2014）对英国、德国、日本等国家的公立医院改革进行比较分析，一方面探讨国外公立医院改革模式，为我国公立医院改革提供参考和经验借鉴，提出改革不仅要立足于我国的实践基础，也要借鉴其他国家的改革经验，改革的立足点在于明确公立医院责任、体现公益性、提高服务质量和效率等原则；另一方面借鉴国外公立医院评估理念。赵要军等（2012）在借鉴美国、英国、日本等发达国家公立医院绩效评价实践经验的基础上，提出评估指标要体现医院质量、效率的改进和医院的长期发展，并要充分重视和利用绩效评价结果，引导医院为患者提供安全、有效、价廉的卫生服务。罗海芸（2014）认为台湾地区公立医院工作围绕将市场绩效纳入部门管理的方式来进行，并分析台北市立联合医院的改革经验，认为改革成效关键在于行政效能是否得以很好的发挥及行政权力的使用。卜胜娟等（2015）研究了美国、澳大利亚等发达国家公立医院绩效评价体系的特点，认为各国公立医院绩效评价体系因国情和制度的差异而不同，提出我国公立医院评估体系要重视患者评价维度、引入外部机制等。焦明丽（2016）对比分析国内外公立医院改革成效评估体系，发现国内对于患者评价、医疗服务的可及性、患者安全与反应性及对需方体验关注不够，提出我国公立医院改革评估体系可从运行机制及良性运作、公益性回归、群众主观反应三个方面切入。陈卉（2017）指出美国的医疗评审组织（JC）、德国的医院评审组织（KTQ）、日本的医院机能评价研讨委员会等均为第三方评价组织，由其负责公立医院的评估工作，而我国公立医院的评估以卫生部门为主导，存在评价内容较为单一、评价标准不透明等问题，应通过法律保障、配套制度建设等措施完善我国公立医院的第三方评估机制。

（2）公立医院公益性研究

公立医院改革中突出强调"坚持公立医院公益性"，学者将公立医院公益性的界定及评估作为重要研究内容之一。2002 年以来，学术界开始广泛讨论公立医院的公益性，十七大报告中明确提出公共医疗卫生要坚持公益性。学术界对公益性内涵的界定多采用列举法。顾昕（2011）认为将公立医院公益性理解为提供廉价服务和增加政府投入的观念具有误导性，医疗事业实现公益性的可行之路，应当是让医保支付成为公立医院收入的主要来源。吴敬琏（2012）认为公立医院公益性内涵是非营利性和以促进公众福利为宗旨。赵云、叶靖（2015）认为公立医院公益性内涵是减轻患者的经济负担，其外延是扩大医疗服务数量、提高医疗服务质量和优化医疗服务结构。王森等（2016）在界定县级公立医院职能定位的基础上，认为县级公立医院公益性集中体现在三个方面，分别是为县域内居民提供基本医疗服务、为县域内居民提供公共卫生服务、带动和辐射县域内基层医疗卫生机构。尹红燕等（2016）认为公立医院公益性就是医院不能以盈利为主要目的。谢世堂等（2017）认为近些年人们对公立医院公益性的认知局限化，需要一个理论框架来对公立医院的公益性进行梳理，该框架包括医院所处宏观环境、功能职责、组织结构能力、医疗卫生项目和结果五个方面。罗亚敏（2018）从公共管理视角出发对公立医院公益性进行界定，认为公立医院公益性是医疗产品和服务的正外部性，而公益性弱化是因为政府对最能体现公益性的公共医疗卫生服务领域投入不足，且允许医院合理合法地获利。

在公立医院公益性评估上。熊季霞、周敏（2014）通过问卷调查的方式，了解医务人员和患者对公益性评价指标的看法。结果显示医务人员和患者都赞同医疗服务质量、医疗服务技术水平和满意度等作为评价指标，但双方对于医疗服务数量和次均费用指标能否运用于公益性评价中存在争议。李军等（2014）从医疗服务、社会服务和服务评价三个维度构建公立医院公益性评价指标体系。程琼等（2015）从公益与公平、收益与效率两个方面对医疗卫生机构公益性、公平性与收益性进行平衡度评价。邓大松、刘振宇（2018）从内部和外部两方面构建了县级公立医院公益性评价指标体系，并运用 TOPSIS 法评估江西于都县人民医院的公益性实施效果，提出需加强县级公立医院内部公益性、提升患者满意度等。

（3）公立医院评估方法研究

有学者构建相应的评估指标体系，但在指标体系的维度选取、指标筛选和权重确定方面存在差异。在指标体系维度选取上，学者主要通过借鉴有关文献、现有评估模型或理论等来确定指标体系的维度。周绿林等（2014）基于结构—过程—结果模型建立以公益性为核心的县级公立医院综合改革评估指标体系。刘洋、王杰（2015）从财务、患者、内部运营、学习成长等维度构建公立医院绩效评价指标体系。张立超等（2016）运用 PATH 模型从患者、社会责任等六个方面构建公立医院绩效评价指标体系。在指标筛选上，学者多运用专家咨询法等主观方法筛选指标。张娜等（2017）选取县级公立医院、高等院校、卫生行政系统的专家进行咨询，通过两轮专家咨询法，确定了一套由 3 个一级指标、7 个二级指标、27 个三级指标构成的县级公立医院综合改革效果评价指标体系。在指标权重确定上，学者多运用层次分析法等主观方法确定指标权重。杨毅等（2017）综合运用专家咨询法和层次分析法确定评价指标权重。有学者还利用综合评价方法进行了实证研究。董保华、王信敏（2016）

利用专家咨询法建立评价指标体系，并利用模糊评价法分析公立医院的改革成效。毛瑛等（2017）在构建公立医院医疗服务能力评价指标体系的基础上，运用 TOPSIS 法评估 10 所公立医院的医疗服务能力。

同时，也有部分学者利用 DEA 等方法测量公立医院的效率。敖检根等（2014）利用 DEA 模型分析江西省试点县级公立医院的运行效率，结果显示江西省试点县级公立医院总体运行效率较高，但有部分试点县级公立医院资源利用效率不高。吴舒婷等（2015）运用 DEA 的 CCR、BCC 和 Malmquist 模型分析福建省县级综合性公立医院的运行效率，发现福建省县级综合性公立医院效率总体不足，且存在地区差异。谭华伟等（2016）在生产技术异质性视角下，运用非参数共同前沿方法分析重庆市县级综合性公立医院和中医院的运营效率，发现县级公立医院存在显著的技术异质性特征，综合医院效率损失来源于落后的管理水平，而中医院主要由于生产技术水平和管理水平导致效率损失。李璐等（2017）运用 DEA 和描述性方法分析三明市医药卫生体制改革后 21 家公立医院的运行效率，结果表明通过医改，三明市有效提升了公立医院内部运行效率，妥善处理医疗服务效率与规模扩张的关系，但需要在重视工作效率的同时平衡医务人员的工作强度，优化公立医院的资源配置，加大对专科医院的支持力度。谢丹萍等（2017）运用 DEA 中 Malmquist 全要素生产指数模型分析广东省第一批综合改革试点县级公立医院的运行效率，得出需通过弥补技术短板提高广东省县级公立医院整体运行效率。

还有学者对公立医院效率的影响因素进行了探讨。李湘君、王中华（2013）基于随机前沿方法，利用柯布-道格拉斯生产函数和成本函数计算江苏省不同等级不同类别公立医院的技术效率和成本效率，并利用 Tobit 回归方法分析影响医院效率的因素，指出不同级别医院效率影响因素差异较大，二级医院可通过增加职业医师比例提高效率。王中华（2015）运用三阶段 DEA 和非参数核密度估计方法分析补偿路径对公立医院产出效率的影响，发现药品和服务费用对医院效率有显著影响，且级别越高的医院的效率对补偿机制调整的敏感度越低。李京等（2017）运用 DEA 方法分析中部某省 64 家县级公立综合医院的效率，并利用 Tobit 回归模型分析影响效率的因素；结果表明病床使用率、农村人均纯收入、门急诊人次和实际开放病床数与医院效率正相关，固定资产总额、职工总数、资产负债率和平均住院日与医院效率负相关。郭亚楠（2017）运用超效率 DEA 模型计算 30 个省份医院的技术效率，并采用多元线性回归分析探讨技术效率的影响因素，认为医院间技术效率差异较大，投入相对过剩，需进一步合理配置医疗卫生资源，提高医院整体运行效率。李瑛、沈亚平（2017）利用随机前沿面技术分析天津市 29 家二、三级公立医院的技术效率和技术缺口，并运用 Tobit 回归分析效率影响因素，结果表明不同等级医院的改革管理水平存在巨大差异，但技术缺口无明显差异，医院等级等因素会对医院效率产生影响。

（4）公立医院评估内容研究

公立医院改革的重点包括管理体制、运行机制、人事薪酬等方面，改革重点为学者评估公立医院提供了研究视角，但大多数学者仅从绩效、医疗服务、发展能力、补偿机制等其中某一方面构建评估指标体系。在绩效评估上，多从医疗服务的质量与效率、次均费用及患者满意度等方面设置指标。赵苗等（2012）从工作质量、工作效率、医疗费用、综合管理、满意度评价五个方面构建县级公立医院绩效评价指标体系。田惠东（2015）对 BSC 进行改进，增加社会义务维度，从财务、消费者、内部流程、学习与成长、社会义务五个方面构建公立医院绩效评价指标体系。张利平等（2016）从工作效率、医疗质量、社会效益及运营潜力四个方面建立公立医院绩效评价指标体系；在医疗服务评估上，胡永昌（2013）认为医疗服务质量指标是医疗服务评估的关键点。骆达等（2015）从服务总量、医疗质量、医疗效率、资源配置情况四个方面构建公立综合性医院医疗服务质量评价指标体系。李国红等（2018）认为医疗安全与质量是医疗服务评价的核心内容。在发展能力评估上，段胜楠等（2012）选取卫生人员数、实际开放床位数等 15 个指标评估二级公立医院的发展能力。邬静艳等（2016）从能力与技术、效率与效益、质量与安全等七个维度构建县级医院综合能力指标体系。在补偿机制评估上，胡晓等（2012）从营利能力、运营能力等四个方面建立医院补偿能力综合评价指标体系。

### 1.2.3 国内外公立医院评估简要述评

综上所述，国外学者对公立医院评估及公立医院改革的影响因素进行了大量研究，形成了一些有价值的研究成果。随着公立医院改革的深化，国内学者也从不同层次和角度对公立医院改革成效评估进行了研究，包括国外公立医院改革评估借鉴研究、公立医院公益性研究、公立医院评估方法研究、公立医院评估内容研究等，但仍存在如下问题：

现有研究中，学者多从公立医院的绩效、医疗服务、公益性、效率等某一方面进行评估，并且重点评估其运营绩效，在绩效评估中选取的指标多为经济指标，公益指标被淡化。而县级公立医院综合改革根本目的是为居民提供优质、高效、安全又价廉物美的医疗卫生服务。通过体制机制的创新，实现县级公立医院公益性，调动其积极性，并为其健康可持续发展提供保障。因而，评估县级公立医院综合改革成效，不单要评估其绩效，更要关注公益目标的实现程度、积极性的调动情况及医院的可持续发展能力，只有如此，才能对县级公立医院综合改革成效进行合理的评估。

## 1.3 县级公立医院改革跟踪评估研究思路与方法

### 1.3.1 研究思路

首先，基于研究目的与方向进行文献检索，明确县级公立医院综合改革相关概念并对利益相关者理论、公平与效率理论等进行阐释，为全书研究建立理论基础。运用超效率 DEA、Malmquist 指数法及 Tobit 回归模型分析江苏省县级公立医院的效率及其影响因素。然后，根据确定的县级公立医院综合改革成效评估模型，并遵循系统性、可操作性等原则选取初步的评估指标，再利用专题小组讨论、专家咨询法及层次分析法等确定县级公立医院综合改革成效评估指标体系。基于所构建的评估指标体系，运用 TOPSIS 法对江苏省苏南、苏中、苏北地区 6 家县级公立医院的综合改革成效进行跟踪评估，以进一步了解和把握改革执行情况，发现存在的问题，提出深化县级公立医院综合改革的对策建议。主要研究内容如下：

（1）县级公立医院综合改革理论研究。对县级公立医院、县级公立医院综合改革等概念进行界定。对利益相关者理论、公平与效率理论、新公共服务理论和激励相容理论进行阐释，为县级公立医院综合改革成效评估提供理论依据。

（2）县级公立医院综合改革现状分析。① 梳理并介绍我国县级公立医院综合改革发展历程；② 对典型地区县级公立医院综合改革情况进行介绍；③ 对江苏省县级公立医院综合改革的主要做法、成效问题进行简要概述。

（3）县级公立医院运行效率及其影响因素分析。① 指标选取。选取投入、产出及影响因素指标。② 运行效率分析。运用超效率 DEA 分析县级公立医院的静态效率及其投影值，运用 Malmquist 指数法分析县级公立医院的动态效率。③ 运行效率的影响因素分析。基于超效率 DEA 计算得到各县级公立医院的效率值，将得到的效率值作为因变量，选取与投入、产出指标不同的因素作为自变量，构建 Tobit 回归模型，分析县级公立医院效率的影响因素。

（4）县级公立医院综合改革成效评估指标体系构建研究。① 确定评估模型。利用扎根理论方法界定县级公立医院的功能定位，结合功能定位，以及相关文献与文件，构建评估模型，确定从公益指标、发展指标和经济指标三个维度建立评估指标体系。② 初选评估指标。依据评估模型，遵循系统性、可操作性等原则，选取初步的评估指标。③ 评估指标筛选。先利用专题小组讨论对评估指标进行初步筛选，再利用专家咨询法对评估指标进行终选，确定最终的评估指标。④ 评估指标权重确定。利用层次分析法确定指标权重，构建能够全面、准确地对县级公立综合改革成效进行跟踪评估的指标体系。

（5）江苏省县级公立医院综合改革成效跟踪评估。① 梳理样本地区及样本县级公立医院基本情况及改革措施。② 改革成效评估。运用 TOPSIS 法，从横向和纵向两个方面对江苏省样本县级公立医院的综合改革成效进行跟踪评估。③ 评估结果分析。结合实地调研情况，对评估结果进行分析，发现江苏省不同地区县级公立医院综合改革的水平和差异，判断各地区改革政策的合理性；同时，发现改革过程中存在的问题。

（6）江苏县级公立医院综合改革发展对策研究。结合江苏省样本县级公立医院综合改革成效跟踪评估的结果，围绕县级公立医院综合改革的目标，提出江苏省县级公立医院综合改革发展的对策措施，为深化江苏省县级公立医院综合改革提供对策建议。

### 1.3.2　研究方法

（1）文献分析法

通过 ScienceDirect、ISI Web of Science、中国知网、万方等中英文数据库，以 public hospital、public hospital evaluation、indicators of public hospital、县级公立医院改革、县级公立医院改革评估指标体系等词进行关键词、主题、题名检索。收集国内外关于公立医院改革和关于公立医院改革评估指标体系构建的相关文献，进行阅读、归类、整理、提炼供本研究借鉴和运用。

（2）超效率 DEA

数据包络分析（DEA）是评价多投入、多产出决策单元（DMU）相对效率的非参数方法，但无法消除松弛变量的影响及对有效 DMU 进行排序。超效率 DEA 能够解决松弛变量的影响以及对有效 DMU 的排序问题。运用超效率 DEA 中无导向的 Super – SBM 模型分析 2015 年 43 家县级公立医院的总体效率、纯技术效率、规模效率。

（3）Malmquist 生产率指数

Malmquist 生产率指数用于测量 $t$ 到 $t+1$ 期生产率的变化程度，运用 Malmquist 生产率指数法，计算 2014—2015 年 43 家县级公立医院的全要素生产率指数、技术效率变化指数、技术进步变化指数。

（4）Tobit 回归模型

在对县级公立医院运行效率进行分析的基础上，为分析效率受哪些因素影响，选取与运行效率评价中不同的指标作为影响因素，运用 Tobit 回归模型进行回归分析，挖掘出关键影响因素。

（5）扎根理论方法

扎根理论被认为是定性研究中最为科学的方法论，是基于实地调研，通过经营资料来提炼概念与范畴，从而上升到理论层面的一种自下而上的质性研究方法，这使得理论的建立立足于现实情境，其数据收集与分析同步进行，并不断对理论进行归纳与修正，直至理论饱和，形成一个能够反映现象本质和意义的理论。运用扎根理论方法界定县级公立医院的功能。

（6）深度访谈法

访谈对象为县级公立医院综合改革的主要利益相关者，访谈主要涉及综合改革措施实施情况、改革前后的成效有哪些具体感受、改革前后哪些方面发生了显著变化等问题。

（7）专家咨询法

按照研究的实际需要，选取来自高等院校、县级公立医院、卫生行政部门的专家作为咨询对象，采用匿名方式发表意见。本研究利用专家咨询法筛选指标及确定指标权重。

（8）层次分析法

层次分析法（AHP）是一种多指标决策分析法，将定性和定量分析进行了有机的结合。本研究遵照 AHP 的相关原理，建立评估指标体系的层次结构模型，选取来自高等院校、县级公立医院、卫生行政部门的专家依据专业知识和经验对同一层级的指标进行两两对比，根据对比结果，建立判断矩阵，计算同一层级指标的权重。

（9）逼近理想解排序法

逼近理想解排序法（TOPSIS 法）是系统工程中有限方案对目标决策分析的一种常用方法，可用于卫生事业管理、卫生决策、效益评价等诸多领域。本研究运用构建的评估指标体系，实地调研收集 6 家样本县级公立医院的相关数据，利用 TOPSIS 法分析其综合改革成效。

### 1.3.3 技术路线

本研究的技术路线如图 1-1 所示。

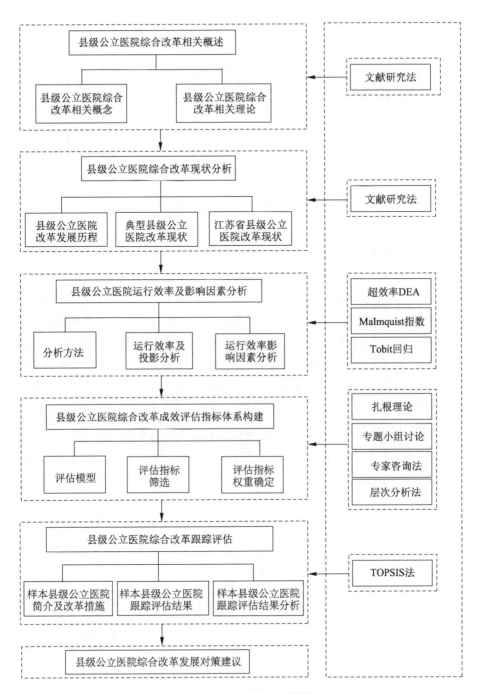

**图 1-1 本研究的技术路线图**

# 第2章  相关概念界定与理论基础

## 2.1  相关概念界定

### 2.1.1  县级公立医院

各国对公立医院的投资主体、办医目的等进行了描述，但没有对公立医院进行准确的定义。我国的公立医院是由各级政府出资兴办的，是具有公益性质的、非营利性的医疗机构。其中，县级公立医院是由县级人民政府出资兴办，不以营利为目的，承担县域内居民的常见病、多发病诊疗，急危重症抢救与疑难病转诊，培训和指导基层医疗卫生机构人员，公共卫生服务职能以及突发事件紧急医疗救援等工作，是政府向县域内居民提供基本医疗卫生服务的重要载体。县级公立医院主要包括县级综合性公立医院和县级中医院。

### 2.1.2  县级公立医院综合改革

在我国古代汉语中，改革一词有丰富内涵，既有变革、革新的意思，也有改变恶习等意思。从宏观层面来看，指国家体制机制的变革；从微观层面来看，指个人行为举止的完善；随着时代的发展，改革一词逐渐变为政治性词语。而英文中"改革""革命"都使用"Revolution"表示，没有多层次的含义和感情色彩。20世纪70年代以来，西方发达国家掀起了新公共管理浪潮，开始对公共部门进行改革，减轻政府的行政成本，提高相关部门的绩效，并鼓励私营部门参与公共部门的改革。改革从本质来说，只是对公共部门的精简和完善。这同当前我国进行的全面深化改革有着根本性的差别。

对于县级公立医院的改革，呈现出全面和综合两大特征。全面，一方面是指改革针对所有县级公立医院，实现了全覆盖；另一方面改革的政策涉及县级公立医院的方方面面。综合，是指改革不仅涉及县级公立医院的方方面面，还涉及其他相关领域，并在改革中进行统筹协调，明确各项改革的路线图和任务书，确保改革的顺利推进。

县级公立医院综合改革强调坚持公立医院公益性的基本定位，充分落实政府责任，同时也要发挥市场机制作用。县级公立医院综合改革以建立维护公益性、调动积极性、保障可持续的运行新机制，建立现代医院管理制度，提升县级公立医院服务能力，让县域内居民实现就地就医等为目标。作为保障和改善民生的重要措施，县级公立医院综合改革将公平可及、群众受益作为改革的出发点和立足点，坚持保基本、强基层、建机制，注重改革的系统性、整体性和协同性，统筹推进医疗、医保和医药改革。

运行机制改革是县级公立医院改革中的核心内容，包括破除以药补医机制、理顺医疗服务价格、落实政府投入责任三项内容。而县级公立医院以药补医机制的存在有其深刻复杂的原因。20 世纪 50 年代，在经济十分困难的情况下，政府无法给予各级公立医院足够的投入，给不了钱就给政策，对医疗机构用药顺加 15% 后向群众提供，以维持公立医院的生存发展。之后药品加成政策越演越烈。加之，随着政府投入的不断减少，药品收入占比不断提升，县级公立医院越来越依赖药品加成收入弥补财政投入不足带来的空缺，县级公立医院的创收动力不断增强，不仅增加了群众的就医负担，也使得县级公立医院的公益性淡化。县级公立医院综合改革中明确提出破除以药补医机制，将对县级公立医院的补偿由服务收费、药品加成收入和政府补助三个途径改为服务收费和政府补助两个途径。明确提出要破除以药补医机制，取消药品加成（中药饮片除外），减少的合理收入，通过调整医疗技术服务价格和增加政府补助等多方共担。在医疗技术服务价格调整中，按照"总量控制、结构调整、有升有降、逐步到位"的原则，降低大型设备检查治疗、检验价格，合理调整提升诊疗、护理等体现医务人员技术劳务价值的医疗服务价格。同时，落实政府投入责任，落实政府对县级公立医院符合规划的基本建设和设备购置、重点学科发展、人才培养、符合国家规定的离退休人员费用、政策性亏损，以及承担公共卫生任务和支农、支边公共服务等投入政策。

人事薪酬制度改革，改革之前，县级公立医院医务人员的收入与患者的医药费用挂钩，医务人员通过"大处方"和药品回扣来增加收入；同时，县级公立医院缺乏用人自主权，想要招聘的人才无法进入医院，阻碍了医院的发展。县级公立医院改革试点以来，探索建立符合行业特点的人事薪酬制度，包括完善编制管理办法、改革人事制度、合理确定医务人员薪酬水平、完善医务人员评价制度。创新县级公立医院机构编制管理方式，推行备案制，建立动态调整机制，统筹考虑编制内外医务人员的岗位聘用、收入、职称等；同时，推行绩效工资制度，禁止医务人员的收入与药品、检查、治疗等收入挂钩，并将工资总额向临床一线、关键岗位、业务骨干等倾斜，充分调动医务人员的积极性。

医院管理体制改革之前，卫生行政部门依靠行政管理手段对县级公立医院进行管理；同时，人社、财政、物价等部门分别管理医院的人才招聘及职称评定、财政拨款、医疗服务价格等，造成了多头管理等问题。县级公立医院改革中提出改革医院的管理体制，建立统一高效、权责一致的政府办医体制，成立县级公立医院管理委员会，落实政府办医职能；落实县级公立医院的独立法人地位和经营管理自主权，实行政事分开，合理确定政府作为出资人的举办监督职责和公立医院作为事业单位的自助运营管理权限，县级公立医院人事管理权、副职推荐权、绩效工资内部分配权、年度预算执行权等经营管理自主权；健全县级公立医院内部管理制度，探索建立现代医院管理制度，完善医院内部决策和制约机制，发挥党委的政治核心作用，加强医院财务会计管理，实行规范化成本核算和成本管理，加强医疗质量管理与控制。

### 2.1.3 效率

效率属于经济学中的核心概念，指投入、产出的实际状况同理想状况之间的差距。效率是各国卫生系统追求的重要政策目标之一，也是医疗机构进行卫生经济学评价的重要原则之一。医院效率指利用有限的人、财、物等资源，实现医院的产出最大化。医院效率的测量可采用 DEA、随机前沿分析、比率分析等方法，选用合适的测量方法，能够准确地反映医院的效率。本研究所涉及的效率按时间跨度可划分为静态效率（总体效率、纯技术效率、规模效率）和动态效率（全要素生产率指数、技术效率变化指数、技术进步变化指数）。

### 2.1.4 评估

评估，是指对事物发展变化过程结果进行评判，属于事实性描述活动的一种。评价，可理解为评定价值。两者从本质上来说，都是对客体满足主体的需要程度进行基于实际情况和价值的判断。基于此，多数学者认为评估与评价属于相同概念的不同表述。本研究认为，评估与评价属于可以相互替代的近义词。评估由评估主体、评估对象、评估目标、评估指标等部分组成。评估主体是评估的行为承担者，评估主体通过一定的方法确定评估目标和评估对象，评估目标决定评估主体选用哪些评估指标。

## 2.2 相关理论

### 2.2.1 利益相关者理论

20 世纪 60 年代，利益相关者理论在美国、英国等西方发达国家兴起。利益相关者理论最早被用于企业管理和公司治理，该理论认为每个公司的发展壮大都需要投资人、员工、消费者等利益相关者的付出与参与。虽然利益相关者理论经过了几十年的发展，但至今为止，关于概念的界定问题仍没有一个得到普遍认同的概念。国外学者 Ansoff、Freeman、Clarkson、Charkham 等对利益相关者的概念进行了界定。

在利益相关者分类研究上，有米切尔评分法和多维细分法，其中多维细分法包括 Charkham、Clsrkson 等人的分类方法。Charkham 将利益相关者分为契约型利益相关者（包括股东、雇员、顾客等）和公众型利益相关者（包括消费者、监管者、政府部门等）。Clarkson 根据相关者群体在企业经营活动中承担风险的方式，将利益相关者分为主动的利益相关者（包括股东、投资者、雇员、顾客等）和被动的利益相关者（包括社区、政府、媒体等）；根据利益相关者与企业利害关系的紧密程度，将利益相关者分为首要的利益相关者和次要的利益相关者。Wheeler 引入社会维度，并结合 Clarkson 提出的利益相关者与企业紧密程度差异，将利益相关者分为四类：① 首要的社会性利益相关者，他们与企业有直接的关系，并且有人的参加，如顾客、投资者、雇员、当地社区、供应商、其他商业合伙人等；② 次要的社会性利益相关者，他们通过社会性活动与企业形成间接联系，如居民团体、相关企业、众多的利益集团等；③ 首要的非社会性利益相关者，他们对企业有直接的影响，但不与具体的人发生联系，如自然环境、人类后代等；④ 次要的非社会性利益相关者，他们对企业有间接影响，也不包括与人的联系，如非人物种等。Mitchell 根据合法性、权力性、紧急性三个特性对可能的利益相关者进行评分，将可能的企业利益相关者分为三类：潜在利益相关者、预期型利益相关者、确定型利益相关者。

利益相关者理论起源于企业，随后被不断地运用于各领域的研究中。美国学者 Blair、Whiehead 最先把利益相关者理论应用于卫生行业。20 世纪 90 年代起，国内学者开始关注利益相关者理论，并有学者将利益相关者理论引入公立医院改革中。在当前医疗卫生改革的大背景下，涉及众多利益相关者主体的博弈问题，需要有一个合理的制度安排，建立一个新的利益平衡机制。在评估县级公立医院综合改革成效时，需要考虑到各利益相关者。国内有学者认为公立医院改革的主要利益相关者有政府、医院、医院员工、患者；此外，本书认为研究公立医院改革的学者对县级公立医院综合改革的看法应当占有一定地位，在指标体系构建过程中应当听取相关专家的意见。综合上述分析，本研究认为县级公立医院综合改革成效评估的主要利益相关者有卫生行政部门的官员，及县级公立医院的医务人员、研究公立医院改革的学者及县域内居民。

### 2.2.2　公平与效率理论

社会各界始终关注公平与效率问题，正确处理好公平与效率问题是公共管理中所面临的重要议题。传统的公共行政管理理论认为，效率就是用有限的资源创造更多的效益，但会忽视公平，尤其是无法顾及部分弱势群体的利益。关于公平，新公共管理理论认为，公平与正义同义，是人和人之间的一种公正、公道的精神。新公共管理者提出，公共管理应当把帮助弱势群体作为其中心任务，在资源配置时向弱势群体倾斜，努力实现社会公平。伴随着经济社会的发展，公众对于公平与效率的理解也发生深刻改变，从原先只关注某一方面转向如何兼顾两者；也认识到若只关心公平而不关心效率，这种缺乏效率的公平难以长远；如果只关心效率而不关心公平，这种缺乏公平的效率可能会导致社会不安定。因此，需要正确处理好两者的关系，实现两者的有机统一。

改革开放前，我国的公立医院在处理公平与效率问题上，一直奉行公平优先，为人民群众能够享有基本医疗做出了巨大贡献，但也造成了公立医院效率低下等问题，这种弊端在公立医院的发展过程中不断显现。改革开放后，随着社会主义市场经济的发展，效率比公平得到了更多的重视，公立医院在改革的浪潮中也更多地关注效率问题，但也导致了"看病难、看病贵"的问题，群众的基本医疗服务需求得不到应有的满足，尤其是不能很好地顾及基层群众的诉求和呼声，公立医院的逐利倾向越来越明显。因此，在公立医院改革的攻坚期，如何兼顾效率与公平是需要直面的问题。

### 2.2.3 新公共服务理论

新公共服务理论是一套政府公共行政管理理论，它以公民为中心，认为政府要积极主动为公民提供服务、及时与公民沟通，构建符合社会发展趋势、公众利益及公共管理需要的服务体系。新公共服务理论学者认为，政府的主要职责不是控制公民而是要为公民提供服务，并通过政策的制定与完善，解决问题。政府要营造一个相对宽松的沟通环境，让民众有机会参与到公共政策中，共同决定社会发展问题，提升公民的主人翁意识。

新公共服务理论体现了以人为本的理念，需要政府有较强的服务意识与责任意识。在公立医院改革中，政府要努力解决群众"看病难、看病贵"的问题，制定和完善相关政策，促进公立医院健康可持续发展；对公立医院承担的公共卫生服务项目、紧急救治、救灾、对口支援等经费进行合理的补偿；加强监管，规范医疗机构与医务人员的行为，维护公立医院的公益性。

### 2.2.4 激励相容理论

Huwiez 在其创立的机制设计理论中首次提出激励相容，认为在市场经济中，每个理性的经济人都会有自利的一面，其行为会受自身利益的影响，如果能有一种合理的制度安排，使得个人追求的利益行为与整体利益相一致，那么这一制度就是激励相容。现代理论和相关实践表明，激励相容理论能有效处理个人利益与集体利益之间的矛盾，使得个人的行为方式与集体利益最大目标相符合，让每个个体在组织中做出应有贡献的同时，实现自身发展。James Mirrlees、William Vickrey 将激励理论引入解决委托代理问题，开创了信息不对称条件下的激励理论，委托代理关系普遍存在，由于委托人（不知情者）与代理人（知情者）之间存在信息不对称，导致二者的选择行为等目标不一致，而委托人因无法掌握准确的信息，无法进行有效的监督和约束，出现代理人损害委托人利益的情况，产生逆向选择和道德风险等不良后果。因此，需要设计出一套激励合同，使得代理人在既定自然状态下选择对委托人最有利的行为。

　　激励相容理论是系统性与整体性思维在实践中表现，体现了帕累托改进，试图从整体上解决问题。在县级公立医院综合改革过程中，需要重视激励相容理论，防止出现"按下葫芦浮起瓢"的状况。一旦出现该情况，不仅无法从根本上对县级公立医院进行改革，还会浪费有限的医疗卫生资源。在改革过程中，需要处理好各利益相关主体的关系，激发各利益相关者的主体意识，设计出一套各利益相关主体与改革目标相一致的相容性激励机制，从而在实现各主体追求的自身利益最大化的同时，实现县级公立医院综合改革所要达成的既定目标。这就启示我们，在改革过程中，需要兼顾到各相关者的利益，有一个合理的利益安排机制。

# 第3章 县级公立医院综合改革现状分析

本部分主要分析县级公立医院的改革现状，首先介绍我国县级公立医院发展改革的历程，其次，对4个县级公立医院综合改革示范县的改革做法进行阐述，最后分析江苏省县级公立医院综合改革的现状。

## 3.1 我国县级公立医院发展改革历程

我国县级公立医院的建立、发展与改革的历程，也是县级公立医院相关制度、政策等不断出台、完善与变革的过程。县级公立医院发展改革历程可以分为五个阶段。

### 3.1.1 县级公立医院建立阶段

新中国建立后，百废待兴，人民群众健康水平普遍较低，人口预期寿命仅为38岁。医疗卫生系统也非常薄弱，无法满足群众健康需求。为了提升医疗条件，解决群众的就医问题，党和人民政府决定建立公立医院。最初建立的公立医院主要来源于两方面：一方面是接收国民党遗留下来的公立医院及教会、慈善机构等创建的医院；另一方面是将部分解放军野战医院转为地方医院。1950年，第一届全国卫生工作会议上提出了"面向工农兵、预防为主、团结中西医，卫生工作的重点放在保证生产建设和国防建设方面，卫生工作与群众运动相结合"的卫生工作方针，提出建立三级医疗卫生服务网络。1951年，《关于健全和发展全国卫生基层组织的决定》提出，首先要有计划地健全和发展县级卫生院，县卫生院不仅要承担医疗任务，而且还要承担和指导县域内的防疫、保健、妇幼卫生、卫生宣传及初级卫生人员培训等公共卫生工作；并对公立医院进行"统收统支"管理。此后，为调动公立医院积极性，政策逐步调整为"以收抵支、差额补助、全额管理"。1960年，政策调整为"全额管理、定向补助、预算包干"。1965年，毛泽东指出将医疗卫生工作重点放到农村去，城市大量的医疗卫生资源涌入农村，推动了县级公立医院的发展。

党和政府对农村医疗卫生的高度重视，不仅推动了县级公立医院的发展，还建立了农村三级医疗卫生服务网络，基本满足了人民群众的基本医疗卫生服务需求，人民群众的健康水平得到快速的提高，且部分指标达到较高水平，被一些国际机构誉为发展中国家医疗卫生工作的典范。片面追求全民所有制的公立医院，导致公立医院的医务人员不断增强，县级公立医院不例外，县级公立医院支出中人员经费比例攀升，影响了县级公立医院的正常发展。同时，计划管理和平均分配影响了县级公立医院及其医务人员的创造性和积极性，医疗服务质量也无法得到很好的保障。

### 3.1.2 县级公立医院改革酝酿阶段

改革开放初期，计划经济体制下的县级公立医院管理混乱，房屋年久失修，设备设施破旧，医务人员缺乏积极性，需要对县级公立医院进行恢复和改革。在这一段国家对医疗卫生体制改革已有初步的定位，并针对医疗卫生领域存在的突出问题进行了调整，但没有涉及体制变革。以 1980 年为分界线，1980 年之前，基本进行县级公立医院的恢复工作；1980 年之后，随着社会建设的全面开展，县级公立医院的弊端逐渐凸显，党和政府的重点开始转向公立医院的改革上，改革集中与公立医院内部调整上，如培养医务人员、加强卫生机构经济管理等。1981 年，原卫生部印发《医院经济管理暂行办法》指出，我国的公立医院是社会主义医疗卫生事业单位，要在全国范围内推广经济管理试点工作的经验。1982 年，原卫生部印发《全国医院工作条例》明确了公立医院的领导体制及医院各种工作制度、岗位职责等。

### 3.1.3 县级公立医院改革探索阶段

伴随着改革开放大潮，医疗卫生行业在借鉴其他领域改革经验的基础上，开展了一系列改革。改革主要是放宽了政策，推动管理体制和运行机制的变革。1985 年，国务院批转卫生部《关于卫生工作改革若干问题的报告》指出，放宽政策，简政放权；改革收费制度；补助经费定额确定后，单位有权自行支配使用；多方筹资，把卫生工作搞活；支持开业行医等。该文件中明确了个体开业行医，继续搞好农村医疗卫生改革等方面的问题。为了进一步释放医疗卫生机构的活力，提高医疗卫生机构提供服务的积极性，1989 年，国务院印发《关于扩大医疗卫生服务有关问题的意见》提出，积极推行承包制；允许有条件的单位和医务人员在保质保量完成承包任务、确保医疗卫生服务质量、坚持把社会效益放在首位的前提下，从事有偿业余服务；进一步调整医疗卫生服务收费标准，满足不同层次的医疗保健服务的需要，开展特诊服务；组织多余人员举办直接为医疗卫生工作服务的第三产业等。1990 年，全国卫生工作会议指出，将公立医院的承包经营责任制和技术经济责任制规范为综合目标管理责任制，政府对医疗服务价格体系进行管制，推进等级评审和分级管理政策。按照上述改革政策的要求，县级公立医院积极推进承包经营责任制、院长负责制、以干部职工聘任合同制为主的人事制度改革、分配制度改革等。

通过改革，初步形成了以公有制为主体、多种形式并存的办医格局；多种形式的承包执业职和岗位责任制得到了普遍的推广。改革进一步增强了县级公立医院的活力，提高了县级公立医院的服务能力和自我发展能力。但是在推行以"给政策不给钱"为主导思想的改革中，由于缺乏对医疗卫生行业特殊性的认识，忽视和降低了政府的投入和监管责任、缺乏相关配套政策和措施等，使得医疗卫生行业的整体水平有所下降，也使公立医院的趋利行为日益严重，这是造成群众"看病难、看病贵"的主要原因。

### 3.1.4　县级公立医院改革争论阶段

1992年，党的十四大确定建立社会主义市场经济体制。同年，国务院印发《关于深化卫生改革的几点意见》提出，鼓励采取部门和企业筹资、单位自筹等多种方式，多渠道筹集社会资金，用于卫生建设；改革医疗卫生服务价格体系，调整收费结构，保证基本医疗预防保健服务，放开特殊医疗、预防、保健服务价格；进一步扩大医疗卫生单位的自主权，使单位真正拥有劳动人事安排权、工资奖金分配权；加强经营开发，增强卫生经济实力。1997年，中共中央、国务院印发《中共中央、国务院关于卫生改革与发展的决定》提出，加强农村卫生组织建设，完善县、乡、村三级卫生服务网；合理确定卫生机构的规模和布局，调整结构和功能；切实办好县级医院，提高其综合服务能力。2003年，全国卫生工作会议中明确提出"吸引民间资本、社会资本和外资进入医疗服务行业，发展股份制、中外合资、中外合作等多种所有制形式的医疗机构"。随着社会主义市场经济经济体制的不断改革完善，公立医院在经营中也逐步引入市场机制。

2003年，"非典"疫情暴发，在抗击"非典"过程中，学术界开始反思公立医院市场化改革所带来的影响。部分学者认为政府对公立医院投入不足，给公立医院正常发展带来了巨大压力；减少政府投入，引入市场机制的方式将原本依靠政府补助的公立医院转变追求利润最大化，而和人民群众健康密切相关但却无利可图的基本医疗卫生服务，公立医院却不愿意开展；医疗服务的双重价格体制不但没有改善服务的可及性，反而拉高了就医的门槛，破坏了医疗服务的公平性。与此同时，产权制度改革这一经济领域的热点话题，开始延伸到医疗卫生领域。一些地区（如宿迁市）和机构开始尝试公立医院产权制度改革，更有甚者提出公立医院改革应走产权改革的道路，国有资本应逐步退出公立医院，将公立医院完全私有化。

2005 年，《中国青年报》刊发国务院发展研究中心的研究报告，该报告在总结和反思我国历年医改的基础上，得出了目前中国医疗卫生体制改革基本上不成功的结论。同年，联合国开发计划署驻华代表处发布的《2005 年人类发展报告》得出相同的结论。经过广泛的讨论，医疗卫生体制改革基本不成功的结论逐渐得到社会各界的认可。2006 年，医改问题争论进入了白热化，争论焦点集中于宿迁医改的评价、医改模式等。同年，国务院成立了深化医药卫生体制改革部际协调工作小组，研究深化医药卫生体制改革的重大问题，为新一轮医药卫生体制改革做准备。随后几年，国家逐步明确医药卫生体制改革的目标和方向。2007 年，十届全国人大常委会第 31 次会议上明确提出"公立医院要坚持公益性"。2008 年，国务院总理温家宝两次召开座谈会，征求医务人员和社会各界对医改方案的意见；提出医药卫生体制改革要真正让老百姓得到实惠、让医务人员受鼓舞、让监管人员易于掌握。随后，国务院总理李克强连续两次主持会议讨论研究方案的修改完善工作，进一步明确了近期工作目标、重点工作和关键环节，为新一轮医药卫生体制改革的开展做准备。

### 3.1.5　县级公立医院改革攻坚阶段

2009 年，中共中央、国务院印发《中共中央国务院关于深化医药卫生体制改革的意见》（国发〔2009〕6 号），标志着新一轮卫生体制改革的正式拉开，"新医改"以"一个目标、四大体系、五项改革和八项支柱"为核心。2010 年，原卫生部等五个部门联合印发《关于公立医院改革试点的指导意见的通知》（卫医管发〔2010〕20 号）提出，改革公立医院管理体制，改革公立医院补偿机制，改革公立医院运行机制，健全公立医院监管机制等。同年，16 个国家联系指导城市的公立医院改革试点工作推开。2012 年，国务院办公厅印发《关于县级公立医院综合改革试点意见的通知》（国办发〔2012〕33 号）指出，在全国范围内选择 300 个左右县（市）进行县级公立医院改革试点。2015年，国务院办公厅印发《关于全面推开县级公立医院综合改革的实施意见》（国办发〔2015〕33 号）指出，在全国范围内全面推开县级公立医院综合改革。同年，国务院办公厅印发《关于城市公立医院综合改革试点的指导意见》（国办发〔2015〕38 号）指出，进一步扩大城市公立医院综合改革试点。县级及以上公立医院综合改革在全国范围内逐渐推开。

## 3.2　典型地区县级公立医院改革现状及启示

县级公立医院改革试点以来，各地区积极推进县级公立医院改革工作，探索出适宜本地实际的县级公立医院改革道路，形成了各具特色的做法。其中比较有代表性的是天长市、互助县、尤溪县、启东市。

### 3.2.1 天长市县级公立医院改革做法

天长市是隶属于安徽省滁州市的一个县级市。2012 年，天长市被确定为首批县级公立医院综合改革试点城市，天长市确定了提质控费、优化服务的县级公立医院改革方向。为了实现"小病不出乡、大病不出县、看病很方便"的改革目标，天长市按照"以县级医院为龙头，上联三甲、下联乡村、组建医共体"的思路，采取了一系列措施推动县级公立医院改革工作。

（1）明确政府责任

明确政府办医责任。天长市在推动县级公立医院改革中，成立由天长市市委书记、市长任组长的医改领导小组，并由市长担任公立医院管理委员会主任，实行公立医院管理委员会领导下的院长负责制，明确公立医院独立法人地位，落实公立医院用人自主权等。通过明确政府办医责任，有助于充分发挥政府对于医疗行业的领导、保障、管理与监督的责任，也有助于给予县级公立医院一定的自主权。天长市统一政府办医决策权，形成办医主体明确，部门政策协同，决策科学高效的管理新体制。

明确政府投入责任。天长市对县级公立医院财政补偿实行"定项＋专项"相结合的方法。对于县级公立医院的政策性亏损、离退休人员经费、重点专科建设经费及人才培养经费等纳入财政预算，实行"定项"补助；对于县级公立医院符合规划的基本建设、大型设备引进院长年薪等，财政进行"专项"补助。同时，天长市还对医务人员的基础性绩效工资和奖励性绩效工资进行了调整，使其达到一个合理的比例，实现对医务人员工作和其劳务价值的认可，充分调动医务人员的积极性。

（2）构建县域内医疗服务共同体

2015 年，安徽省医改办等五部门印发《关于开展县域医疗服务共同体试点工作的指导意见》（皖医改办〔2015〕6 号）指出，开展县域医疗服务共同体试点工作，将县级公立医院改革升级成为县域内医疗改革。天长市按照改革文件的相关要求，积极推动县域医疗服务共同体建设。天长市分别成立了由天长市人民医院、天长市中医院及天长市天康医院为龙头的县域医疗服务共同体，医疗服务共同体的构建实行"1＋1＋1"模式，由县级医院牵头，将县域内的乡镇卫生院及村卫生室整合到县域医疗服务共同体内。同时，为了提升基层医疗机构的服务能力，确保基层医疗机构有能力治疗基层医疗机构50 种确保收治病种、县级公立医院41 个下转病种和15 个康复期下转病种的患者，天长市在医疗服务共同体内部实行对口帮扶制度，县级医院的医务人员到基层医疗机构进行业务指导，基层医疗机构派遣医务人员到县级医院进修。通过医疗服务共同体这个平台，县级医院实现了对基层医疗机构在人才、医疗技术、管理等方面的全面帮扶，实现县域内医疗机构的协同发展。同时，在建立县域医疗服务共同体后，天长市同步进行了医保支付方式改革，医保基金按人头实行总额预付制度，并规定医保年度结余资金由县级医院、乡镇卫生院、村卫生室按 6∶3∶1 比例进行分配。通过医保支付方式改革，构建了各级医疗机构组成的利益共同体，建立医疗服务共同体之前，各级医疗机构为了能够获取更多的医保基金，争夺患者，开展同质化的服务，都想通过提升业务量来获得更多的收入，而在建立医疗服务共同体后，医保资金提前打包支付给医疗服务共同体，结余的资金由医疗服务共同体内部各成员单位共享，不仅将被动地控制费用变为医疗机构主动控费，还调动了医疗机构的积极性，提升了各医疗机构将病人留在县域内就诊的动力。

通过构建医疗服务共同体，天长市原先碎片化的县、乡、村三级医疗服务网络逐步转变成为分工明确、配合默契的利益共同体。县级医院作为县域医疗服务共同体的龙头医院，通过对口支援的方式加强对基层医疗机构和村卫生室的业务指导工作，提升基层医疗机构的服务能力，实现小病不出乡的改革目标，而村卫生室的村医则负责健康管理等服务，指导农村居民养成健康的生活方式、降低发病率，一旦生病及时引导群众到上级医院就诊。天长市构建的县域医疗服务共同体，实质是利用县级医院的力量，对县域内县、乡、村三级医疗服务网络进行整合，实现县、乡、村一体化。

（3）加强健康管理

天长市在县级公立医院改革过程中，还注重通过改革措施将以治病为中心转变为以人民的健康为中心，将医疗服务的中心从治病转向健康管理。天长市居民到县级医院就诊时，医生为患者开具两张处方，分别是用药处方和个性化健康处方。用药处方用于治疗疾病，个性化健康处方用于治未病。同时，天长市为了推动健康管理工作的推进，建立由县级医院、基层医疗机构、专业公共卫生机构组成的健康管理网络，并依托县级医院组建健康管理中心（承担健康干预职责）和治未病中心（承担慢性病管理职责）。

（4）加强区域卫生平台建设

天长市利用医疗服务共同体这个平台，依托县级公立医院，成立区域 HIS、影像、检验、心电、病理等中心，实现医疗服务共同体内各成员单位信息互通、检查结果互认、远程会诊等。同时，天长市还建立了县域内双向转诊信息化系统，实现居民健康档案和电子病历的共享和上下流动，为推动双向转诊工作打下坚实的基础。此外，为推动双向转诊工作，除了利用信息化手段外，天长市还成立了医疗服务共同体办公室，在区域卫生信息平台中发挥着重要作用。双向转诊办公室的工作人员 24 小时为双向转诊患者服务，建立双向转诊"绿色通道"，每日带班领导用手机交接，全天候接听基层电话，一站式完成跟踪服务，每日下转病人都由医疗服务共同体内的上级医师点对点跟踪指导。

通过改革，天长市县域内就诊率提高，药占比下降，患者负担减轻。通过构建医疗服务共同体，初步形成了"小病首诊在基层、大病在县内、康复治疗回基层"的良心就医格局。

### 3.2.2 互助县县级公立医院改革做法

互助县是隶属于青海省海东市的一个土族自治县。2014 年，互助县被确定为第二批县级公立医院综合改革试点县以来，围绕着"保基本、强基层、建机制"的基本思路，通过采取一系列的措施，初步实现"部分重症和疑难杂症不出县"的改革目标。2016 年，互助县被确定为国家县级公立医院综合改革示范县之一。互助县所面临的改革情况在广大西部欠发达地区具有代表性，经济基础薄弱，贫困人口较多，医疗卫生资源不均衡。互助县县级公立医院综合改革做法，为广大西部地区县域医改提供了可参考的样本。

（1）明确政府责任

明确政府办医责任。为了保障县级公立医院改革工作的顺利推进，互助县成立由县委书记任组长、县长任第一副组长的医改领导小组，各相关职能部门负责人为成员的医改领导小组，并指定一名县级领导全面负责各项医改工作。同时，将县级公立医院综合改革重点指标与相关部门的目标责任制考核挂钩，定期进行考核，通过考核确保各部门领导的医改工作的重视。

落实政府投入责任。互助县秉持小财政办大民生的理念，优化地方财政的支出结构，提高对互助县人民医院、互助县中医院人员经费财政拨款比例，由财政负责离退休人员工资，加大对县级公立医院的支持力度；同时，地方财政还通过投入专项资金，支持县级公立医院的基础设施建设、大型医疗设备的引进等，助力公立医院轻装上阵回归公益性。此外，互助县还完善了对县级公立医院的补偿机制，全面取消药品加成，将对县级公立医院补偿由服务收费、药品加成收入和财政补助向服务收费和财政补助转变。所有药品实行进价和患者用药价格一致，彻底打破以药补医机制。

（2）建立县级公立医院管理新机制

互助县通过成立由县长、主管副县长、相关部门代表、部分人大代表等组成的公立医院管理委员会，推进政事分开、管办分开，由公立医院管理委员会代替政府履行对公立医院的日常监管职责，负责医院发展规划、建设规模、院长选聘等事项的决策。落实县级公立医院的独立法人地位，给予医院院长人事管理权、副职推荐权、绩效工资内部分配权、年度预算执行权等经营管理自主权，理清政府和县级公立医院的责权关系。实行院长年薪制，年薪根据实际情况按年度进行动态调整，院长年薪由地方财政全额负担。此外，加强县级公立医院财务和预算管理也是公立医院管理体制改革的重要内容之一。为此，互助县在县级公立医院实行总会计师制度，并将总会计师纳入医院领导班子，其工资由地方财政负责，不参与所在医院的绩效分配。

为了确保县级公立医院"合理检查、合理治疗、合理用药"，互助县加强了对医疗服务行为的监管。一方面，公立医院管理委员会定期分析县级公立医院综合运行情况，建立健全医院管理与评价制度，实行医院年度目标责任制和院长任期目标责任制，将考核结果与奖惩机制、人事任免等相结合，提高综合监管力度；另一方面，互助县卫生行政部门不定期对县级公立医院的医疗服务质量、医疗费用控制等进行检查，并同财政、人社等部门对医院各项资金的使用情况进行审计检查，保证县级公立医院改革工作平稳有序进行。

（3）完善人事薪酬制度

为了充分调动医务人员的积极性，互助县不断完善县级公立医院的人事薪酬制度。一方面，建立竞争性用人机制。将县级公立医院的在编人员和符合竞聘上岗条件的临聘人员经过专业考试、民主测评、组织考察等过程，与符合条件的人员签订聘用合同，实行竞聘上岗、同工同酬；医院院长由公立医院管理委员会向县委推荐进行聘任；医院中层干部由院长提名，进行聘用。另一方面，建立激励性分配制度。互助县人民政府制定以医疗服务量、医疗服务质量和满意度为核心的县级公立医院绩效考核制度，并将考核结果与财政补助挂钩，充分调动医务人员积极性。县级公立医院将收入分配额向临床一线、业务骨干人员倾斜，实行科室二级分配，打破了医疗机构长期以来形成的大锅饭局面。此外，互助县在县级公立医院还是实行了院长年薪制。在参考其他地区试点公立医院院长年薪的标准，结合当前医院院长年工资收入的基础上，适当增加激励性收入，最终确定互助县人民医院院长年薪为 25 万元、互助县中医院院长年薪为 22 万元（2016 年标准），院长年薪随医务人员收入和医院业务量的增长而增加，院长年薪由地方财政部门核拨到卫生部门，再由卫生部门直接支付给医院院长，医院院长每月领取一定基本生活费，在年底通过公立医院管理委员会考核后，按考核结果发放剩余年薪。

（4）完善分级诊疗制度

互助县选取慢性病作为推动分级诊疗的突破口，对于高血压糖尿病、结核病等慢性病，建立由县级公立医院专科医师、乡镇卫生院全科医师和乡村医师共同协作管理慢性病的"三方共管"模式，促进慢性病的规范化管理。同时，选取县级公立医院和基层医疗机构能够确保诊疗的住院病种，实行基层首诊、双向转诊，并实行差别化的报销政策，严格控制越级诊疗，对非急难危重症患者越级诊疗行为，减少医保的报销比例。为了增强上下联动的动力，互助县按照"全面托管、有序推进、提升能力、分步达标"的原则，成立以互助县人民医院和互助县中医院为龙头的紧密型医联体。通过县级公立医院的对口帮扶和优质医疗卫生资源的下沉，乡镇卫生院管理水平逐步走向了规范化、制度化和标准化，患者对乡镇卫生院的信任度和满意度也逐渐提高。"基层首诊、双向转诊、急慢分治、上下联动"的分级诊疗模式初步形成。

（5）提升县级公立医院的服务能力

若要提高县域内就诊率，就必须提升作为农村三级医疗服务网络的龙头的县级公立医院的服务能力。互助县人民医院和中医院同多所高校的附属医院及青海省省级医院建立帮扶关系，通过技术引进、教学查房、手术带教、学术讲座等方式，促进县级公立医院医疗、教学、科研协同发展。2家县级公立医院还同青海省内外专家签订多点执业协议，专家定期到2家县级公立医院坐诊、带教、指导重点专科建设。2家县级公立医院也选派临床一线骨干医师到上级医疗机构进修，提升技术水平，为县级公立医院的发展储备人才资源，也为实现县域内技术、人员双向流动夯实基础。

同时，互助县还加强特色专科和重点学科建设。互助县人民医院新成立血液透析、新生儿重症监护中心、重症加强护理病房等科室，并强化现有 ICU、NICU、血透、疼痛科等科室的医疗服务能力。互助县中医院加强针灸科、中医妇科、肛肠科等特色专科的建设。中医妇科和肛肠科被国家中医药管理局确定为重点专科建设项目；针灸科被国家中医药管理局列为农牧区重点专科、农村针灸理疗康复专科建设项目和青海省重点专科建设项目。互助县中医院在利用适宜本地区中医诊疗手段的基础上，积极引进推广"中医火龙灸""三伏贴"等新技术、新方法，实施中医辨证施治。

通过改革，互助县内县级公立医院的医疗服务能力和水平明显得到提升，县域内就诊率明显提高，医院收入结构逐步优化，医务人员收入提升，积极性得到了充分的调动。随着紧密型医联体的建立，初步实现了基层首诊、双向转诊的分级诊疗体系和责权利相统一的利益共同体、发展共同体、责任共同体，达到整合医疗卫生资源，促进县域医疗卫生服务均衡发展的目的。

### 3.2.3　尤溪县县级公立医院改革做法

尤溪是隶属于福建省三明市的一个下辖县。尤溪县在各级政府的帮助指导下，强化对医改工作的领导，以"三医联动"为抓手，围绕"百姓可接受、财政可承担、基金可运行、医院可持续"的改革目标，按照"公立医院回归公益性质、医生回归看病角色、药品回归治病功能"的要求，尤溪县采取一系列措施，积极推动县级公立医院改革。

（1）实施三医联动

尤溪县以县级公立医院综合改革提出的破除以药养医为契机，从医药改革入手，全面取消药品加成，加强对辅助性、营养性、高回扣药品的监控。尤溪县按照"为用而采、去除灰色、价格真实"的原则，在确保药品质量的前提下，按药品最低价进行采购，严格执行"一品两规""两票制"和"药品采购院长负责制"；2016 年，尤溪县将医用耗材（试剂）按类别、分批次进行联合限价采购，从源头上堵住药品价格（耗材）虚高问题。在解决药品（耗材）价格虚高的同时，尤溪县建立控制医疗浪费的长效监管机制，以促进"合理治疗、合理用药、合理检查"。加强对次均门诊费用和次均住院费用监管，严格控制大处方，建立医保医师数据库，实行医保医师代码管理，严格医师的诊疗行为；加强抗菌药物管理，对抗菌药物进行分级管理，县级公立医院按月将抗菌药物使用量前 10 名的品规及其开具医师在院务公开栏进行公开，对连续三月排名在前 3 的抗菌药物给予暂停使用，并约谈责任医师，严格控制抗菌药物的使用；还出台规定要求县级公立医院大型设备检查阳性率不低于 70%，年大型医疗设备检查费用占医疗总费用的比例控制在 3.5% 以内，严格控制滥用大检查。

通过上述措施，尤溪县实现了药品价格下降、医疗浪费减少，也为医疗服务价格的调整腾出了空间。尤溪县按照"总量控制、小步快走、有升有降、逐步到位"的原则，动态调整医疗服务价格。县级公立医院综合改革以来，尤溪县医疗服务价格多次调整，共涉及 4700 余项医疗服务的价格，医疗服务价格的调整不仅优化了医院收入结构，也使得医务性收入占比明显提升。

（2）建立符合行业特点的人事薪酬制度

尤溪县通过人事薪酬制度的改革，建立符合医疗行业特点的薪酬分配制度。一方面，实行医院工资总额制。尤溪县确定县级公立医院工资总额为医务性收入乘以三明市确定的工资系数、调节系数和院长考核分，医生（技师）、护理（药剂）和后勤按 5∶4∶1 进行分配，建立动态的工资调整机制，按年度调整各系列工资总额分配比例，设定不突破核定的工资总额、不亏损兑现工资"两条红线"，允许剩余的工资总额结转下年度使用。另一方面，实行全员目标年薪制。尤溪县分步实行县级公立医院的目标年薪制。2013 年，尤溪县将县级公立医院的院长、医生（技师）变为目标年薪制；2015 年，在实现院长、医生（技师）目标年薪制的基础上，将县级公立医院护理、药剂、行政后勤等人员的工资全部按目标年薪管理进行发放，且根据不同系列和岗位，实行不同职级的目标年薪制。年薪的计算依靠工分，尤溪县为了顺利推进目标年薪制，研发并运用了年薪工分制计算软件系统；其中，定量工分占 70%，定性工分占 30%，实现了量化、质化的双考核。

（3）构筑分级诊疗制度

尤溪县坚持县级公立医院在农村三级医疗服务网络中的龙头作用，通过组建医疗联合体、提升医疗服务能力、实施人才培养工程等措施，联推县、乡、村三级同步发展，建立完善分级诊疗制度。

组建医疗联合体。尤溪县按照"分工协作、主动自愿、合作共赢、统筹协调"原则，在"代管制"的基础上，成立沈城、沈溪两个紧密型医疗联合体。由医疗联合体统筹管理县级公立医院、乡镇卫生院及村卫生室的人、财、物等资源，实现了人才、优质医疗卫生资源的合理流动、高效配置。通过组建医疗联合体，尤溪县形成了以县级公立医院为龙头、乡镇卫生院为骨枢纽、村卫生所与社区医养结合服务站为基础的工作联盟和利益共同体、责任共同体，实现县、乡、村医疗卫生资源共享、分级诊疗和转诊预约协同服务。

提升医疗服务能力。尤溪县人民医院、尤溪县中医院以自身实力较强的专科为重点，与基层医疗机构建立对口帮扶关系，通过县级医院医务人员下基层坐诊、查房等，帮扶基层专科建设，培育覆盖全县、中西医并重的医疗服务体系。同时，为了化解"信息孤岛"，推进分级诊疗制度。尤溪县还积极推进卫生化建设，初步实现县、乡、村医疗信息的互联互通，乡镇卫生院全部使用电子病历、电子处方和电子健康档案管理开展日常诊疗业务和基本公共卫生服务。

实施人才培养工程。一方面，尤溪县采取招聘方式，引进卫生技术人才充实到卫生队伍中；另一方面，通过与高校建立合作关系，委托高校定向培养本土化临床医学大专生；同时，县域内，还建立了县、乡医疗机构帮扶机制，采取"走出去"和"请进来"相结合的方式，培养锻炼基层卫生队伍。

筑牢网底。尤溪县强化"责任制、代管制、定补制、联动制、薪酬制"五制做法，深化基层医疗机构第二轮改革，激发基层医疗机构内生活力。按照

"筑牢网底、基层守门、开通医保、送医到村、预防为主、医养结合"目标，以"1633"模式（一延伸：乡镇卫生院、社区卫生服务中心在村、居委会延伸举办村卫生所、社区医养结合卫生服务站；六统一：统一"规划建设、人事管理、业务管理、药械管理、财务管理、绩效考核"；三规范：规范"场所建设、诊疗行为、收费标准"；三加强：加强"财力保障、业务指导、监督评价"），建成公建公管公益性质的村卫生所（社区医养结合服务站）220 个，聘用乡村医生 345 名，进一步筑牢农村医疗卫生服务"网底"，为农村居民健康"守门"。

（5）推行四级共保工程

尤溪县在三明市现有医保支付政策的基础上，实行"一组团、一包干、互结算、两允许"政策。一组团：组建沈城、沈溪两个医联体；一包干：将预留大病保险和第三次精准补助后的基本医疗保险基金划片包干给两个医联体使用；互结算：结余的医保基金由两个医联体之间、县乡村医疗机构之间、民营医疗机构与医联体之间互为结算；两允许：允许结余的基金直接纳入医院医务性收入可用于计算工资总额，允许健康促进经费从医疗机构的成本中列支，增强主动节约基金意识，调动各级医疗机构抓好健康教育、健康促进工作的积极性。

通过改革，尤溪县政府加大了对县级公立医院的财政投入，并由政府负责偿还县级公立医院的历史债务，医院进一步发展的负担减轻；医务人员的医务性收入增加，医务人员的工作积极性得到了充分调动，县级公立医院人才招聘困难及人才流失等问题也得以破解；患者就医负担减轻；医患关系缓解，社会尊医重卫氛围逐步形成。

### 3.2.4 启东市县级公立医院改革做法

启东是隶属于江苏省南通市的一个县级市。作为江苏省深化医改先行试点地区和国家县级公立医院综合改革示范县，启东市根据国家、省、市的相关决策部署，坚持把深化县级公立医院综合改革作为保障和改善民生的重要措施，把增投入、建体系、转机制、调结构、控费用、增效益、优服务、惠民生紧密结合，充分体现"体现公益性、调动积极性、保障可持续性"的要求。为了稳步推进县级公立医院综合改革，启东市采取了一系列措施。

（1）落实政府财政投入

启东市对所有的公立医院实行财政差额补助，对县级公立医院符合区域卫生发展规划的基础建设支出等由启东市财政统筹安排，对县级公立医院承担的公共卫生服务给予专项补助，对政府指定的紧急救治、救灾、援外支边等公共服务经费、政策性亏损等，由市财政予以保障。同时，为了减轻县级公立医院发展的历史负担，启东市还积极化解县级公立医院的历史性债务。

（2）组建医疗管理集团

按照"政事分开、管办分离"的要求，启东市成立公立医院管理委员会，负责确立全市公立医院发展规划，行使医疗管理集团的重大事项决策权。成立由启东市人民医院、启东市中医院2家三级医院为龙头的两大医疗管理集团，将启东市内所有公立医院纳入集团化管理，医疗管理集团履行公立医院经营管理职能，执行现代医院管理制度。两大医疗管理集团分别成立理事会和监事会。理事会是医疗管理集团的决策和管理机构，下辖综合科、业务科、财审科三个职能科室，受市公立医院管理委员会的领导，承担审议成员单位的医院章程、基本管理制度、年度工作计划、工作目标、绩效指标、服务标准、用人计划、激励考核机制、财务预决算方案、薪酬分配方案、资产处置方案和年度报告等职责。监事会为集团内部监督机构，承担监督公立医院财务情况及理事会、医院管理层履行职责情况等职责。启东市通过成立公立医院管理委员会和医疗管理集团，形成了公立医院决策、管理和监督相互配合、相互制约的新局面。

在医疗管理集团内部，集团内各成员单位理事会领导和管理下，相对独立运行与核算，集团内部对发展规划、人事管理、财务管理、资源调配、绩效考核进行一体化管理，实现"五统一"。① 统一发展规划。根据启东市卫生发展规划、区域医疗机构设置规划，统一制定医疗集团及各成员单位的总体发展规划、发展目标，明确集团内部各级机构的功能定位、发展方向、专科建设、学科发展等具体要求。② 统一人事管理。医疗管理集团内部对编制（岗位）进行统一管理、人员柔性流动，理事会经市公立医院管理委员会同意后，可根据集团实际运行情况和需求情况对人员进行整合，促进集团内部人员合理流动、有效使用。③ 统一财务管理。医疗管理集团成立会计核算中心，该中心集中办公、分户建账，对会计人员的管理、会计核算及财务审核监督等进行统一管理，提高财务效率。实行总会计师负责制，在保持资产所有权、资金使用权、财务审批权和单位基本核算不变前提下，将会计核算职能交由会计核算中心负责。④ 统一资源调配。医疗管理集团内部的医疗卫生资源由集团统一管理和调配使用，对医疗设备、设施、药品、后勤物资等进行统一招标采购。集团内闲置的医疗设备设施可依据实际需要，由集团进行统一进行调配使用，提高医疗卫生资源的使用效率。⑤ 统一绩效考核。对公立医院实行理事会领导下院长负责制和任期目标责任制，医疗管理集团对医院、医院对科室、科室对个人实行三级考核，考核结果作为核定绩效工资总量和院长年薪的主要依据。通过实行一体化管理，启东市的卫生发展规划更加科学，各级各类医疗机构的功能定位更加明确，编制岗位使用和人员流动更加科学有效。

　　同时，为了切实提升公立医院管理效率，医疗管理集团实行分工协作、分级诊疗、人才培养、质量管理、技术共享等运行机制，以便建立协作、联动、高效、灵活的公立医院运行新机制。① 分工协作机制。医疗管理集团内部形成协作联动工作机制，各成员单位之间既分工又协作。县级公立医院对下级医院、县级公立医院的一级科室对乡镇卫生院、乡镇卫生院对村卫生室建立长期稳定的结对帮扶、对口支援工作机制。县级公立医院每月至少派遣 3 名骨干医生到对口帮扶医院进行巡诊、会诊、义诊活动。县级公立医院的一级科室与乡镇卫生院建立结对制度，每周派遣医务人员到结对乡镇卫生院进行会诊、查房、教学等活动。县级公立医院每年派遣一定数量的高年资医生进驻基层，并将服务基层作为医生晋升的硬性条件。② 分级诊疗机制。医疗管理集团出台了分级诊疗具体实施细则，明确基层首诊、分级诊疗、急慢分治、双向转诊的具体要求、标准、流程、考核办法，构建双向转诊平台，畅通转诊绿色通道，严格转诊转院、信息登记报送制度，做实医生签约服务，规范分级诊疗考核、调动各级医院和医务人员的积极性，促进分级诊疗制度的有效实施。③ 人才培养机制。医疗管理集团内部建立统一的人才招聘政策、继续教育政策等，各成员单位每年申报用人计划，由集团统一进行招聘，并依据实际需求变化、政策变动等因素，不断完善招聘政策；形成完备的继续教育体系，制定医疗管理集团内部在职培训计划，基层医疗机构安排人员到县级公立医院进修；县级公立医院与下级医院实行双向挂职交流，县级公立医院的业务学习、专家讲座等与集团内所有成员共享，共同提高医疗水平。④ 质量管理机制。医疗管理集团成立质量控制中心，各成员单位建立质量控制组织，完善集团质量控制体系。质量控制中心负责制订集团各级单位、各个岗位、各类人员质量控制标准，建立质量控制团队，完善质量控制制度。各成员单位的质量控制组织在质量中心的指导下开展室间质控、临床质控工作，定期、不定期开展医疗质量、医疗安全检查，风险排查，点评分析，整改督查，确保集团不断提高医疗质量和服务水平。⑤ 技术共享机制。针对基层医疗机构基础薄弱、技术力量不足等问题，由医疗管理集团依托县级公立医院的力量成立会计核算中心、病理中心、消毒供应中心。

（3）破除以药补医机制

　　启东市按照相关改革文件的要求，除中药饮片和医院制剂外，所有药品都实行零差率销售。按照"总量控制、结构调整、有升有降"的原则，调整医疗服务价格，降低药品、高值医用耗材、大型设备检查等价格，合理提高体现医务人员劳动价值的诊察、治疗、手术等项目价格。启东市先后 2 次对医疗服务价格进行调整。2016 年 7 月起，启东市按照腾笼换鸟的改革思路和步骤，进一步理顺医药服务价格。在江苏省集中采购目录下，根据采购计划，统一集中竞价谈判，带量采购，进一步挤压药品价格水分，并按实际采购价格销售，降低群众的负担，医院所减少的合理收入，通过增加政府的财政投入及合理调整医疗服务价格来补偿，并将医疗服务价格调整部分全部纳入医保支付范围，保证不增加群众就医的实际负担。同时，为了确保医疗价格调整工作的顺利进行，启东市积极做好医疗服务价格调整与医保支付、医疗费用控制、分级诊疗等政策的衔接工作。

（4）改革人事薪酬制度

启东市对公立医院人事制度按"总量控制、备案管理、按岗聘用、待遇保障"的原则进行改革，通过创新医疗管理集团人员编制和人事管理办法，完善公立医院的人事制度。① 总量控制。按照床位数或者常住人口数核定集团内部各成员单位的事业编制人员数、备案人员数及编外卫生技术人员数。② 备案管理。对于集团内的公立医院的编制由审批制管理向备案制管理方式转变，医疗管理集团在核定人员的总量内，在申请备案后科室自主确定人员使用计划。③ 按岗聘用。对于集团内的公立医院医务人员根据岗位要求实行竞聘上岗，将对医务人员的管理从身份管理转变为岗位管理。④ 待遇保障。无论是备案制人员，还是编内人员，实行同岗同酬，并按规定享受企业年金。同时，完善人才招聘政策。卫生技术人员的招聘主体由启东市人力资源社会保障局变为启东市卫生计生委与医疗管理集团，并将招聘逐步过渡到由集团自主招聘，适时组织人才市场现场招聘和校园招聘，落实公立医院用人自主权；医院根据实际需要，取消开考比例限制，简化招聘程序，增加招聘次数等。

在改革人事制度时，启东市同步推进公立医院薪酬制度改革。一方面，按公立医院医务性收入的适当比率和年度考核结果确定医务人员工资总量，并试行院长年薪制。另一方面，完善绩效考核办法，由公立医院管理委员会与启东市卫生计生委对公立医院及其主要负责人考核，医院对科室考核，科室对个人考核。考核结果作为核定绩效工资总量、单位主要负责人薪酬、财政统筹经费数额、职工个人绩效工资数额及晋升晋级的依据。

（5）实施分级诊疗制度

为了切实构建合理有序的就医秩序，启东市全面启动分级诊疗工作，通过

"一提升、双引导、三规范"，加快实现"引导考核制度化、双向转诊普及化、就医秩序规范化、资源利用最大化"目标，提升基层医疗机构服务能力（一提升）；积极推进乡镇卫生院、村卫生室示范化达标创建，基层医疗机构硬件设施得到明显提升，强化医保政策引导、强化舆论宣传引导（双引导）；进一步完善医保政策，调整县级医院和基层医院的起付线及报销比例，拉开基层医院、县级医院、市外医院诊疗报销差距；规范分级诊疗制度、规范分级诊疗考核、规范慢病管理（三规范），按照疾病轻重缓急及治疗难易程度，合理界定各级医疗机构诊疗范围。由基层医疗机构负责对辖区内病人首诊工作，所有医院对其诊疗范围内病人一律不得拒诊，非诊疗范围内病人按规定办理转诊转院，如病情危重、危及生命的应就地抢救。患者经基层医疗机构首诊，因病情需要，符合一定的转诊指征，可上转到高一层级的医疗机构就诊。通过实施分级诊疗制度，由乡镇卫生院、村卫生室提供常见病、多发病、慢性病的诊疗服务，疑难危重症患者及时转诊至县级医院治疗；患者进入康复期或符合一定下转指征，及时下转基层接受康复治疗。

通过改革，县级公立医院医务人员积极性得到了充分调动，医院得到了发展，群众得到了实惠，更好地为启东市人民群众的健康服务。同时，启东市通过推行"一提升、双引导、三规范"等措施，缓解了县级公立医院人满为患，基层门可罗雀的状况，"基层首诊、分级诊疗、双向转诊、急慢分治"的就医新格局基本形成，医疗卫生资源得到合理使用，逐步实现"小病不出村、常见病不出镇、大病到市级医院"的目标。

### 3.2.5　典型地区县级公立医院综合改革启示

（1）建立强有力的领导体制

各地区都成立公立医院管理委员会，由地方政府主要领导任负责人，加强对公立医院改革的领导，履行政府办医职能，负责规划公立医院的发展等。同时，明确县级公立医院独立法人地位，赋予县级公立医院内部经营管理权力，使得医院有一定的自主权。

（2）组建医疗集团

各地区成立了医疗服务共同体、医疗管理集团等。虽然各地的叫法各异，实质都是依托县级公立医院的力量对农村三级医疗服务网络进行整合，打造利益共同体，实现县域内医疗卫生资源、人才等的双向合理流动，通过对口支援等方式加强对基层医疗卫生机构的支持力度，不断提升基层医疗卫生机构的服务能力，也为实现分级诊疗奠定了基础，各地区逐渐形成"基层首诊、双向转诊、急慢分治、上下联动"的分级诊疗模式。

（3）完善人事薪酬制度

县级公立医院综合改革能否取得预期效果关键之一就是能否充分调动医务人员的积极性，各地区创新编制、人事管理办法，落实县级公立医院用人自主权，破解公立医院人才招聘难题；同时，为了能够留住人才，各地区进一步完善薪酬制度，完善绩效考核制度，并将绩效考核结果同医务人员薪酬挂钩，绩效工资向临床一线、业务骨干人员等倾斜，充分调动医务人员的积极性。

（4）重视医保政策的引导作用

各地区依托县级公立医院的力量对县域内三级医疗服务网络进行整合，通过对口帮扶等方式，提升基层医疗机构的服务能力，让基层医疗机构有能力为群众提供相应的诊疗服务。各地区还通过医保政策引导作用，拉开基层医疗与县级公立医院的报销比例，对于逐级转诊的患者给予更高的报销比例，引导患者到基层首诊。此外，还通过医保支付方式改革，整合县域内各级医疗机构，将其打造成一个利益共同体，变被动控费为主动控费。

## 3.3 江苏省县级公立医院综合改革现状

2009 年，《中共中央国务院关于深化医药卫生体制改革的意见》（中发〔2009〕6 号）出台，标志着新一轮医药卫生体制改革正式推开，推动公立医院改革是"新医改"必须着力抓好的五项重点任务之一。随后，国务院印发《关于医药卫生体制改革近期重点实施方案（2009—2011 年）》（国发〔2009〕12 号）提出，2009 年开始试点公立医院改革，2011 年逐步推开公立医院改革。2010 年，原卫生部等五部门联合印发《关于公立医院改革试点指导意见的通知》（卫医管发〔2010〕20 号）提出，公立医院改革的总体目标、主要任务和实施步骤等，并选取江苏省镇江市等 16 个具有代表性的城市作为国家联系指导的公立医院改革试点城市。在随后几年里，又公布了两批国家联系指导的公立医院改革试点城市，江苏省 13 个地级市除宿迁市之外，都成为国家联系指导的公立医院改革试点城市。

江苏省县级公立医院综合改革走在全国前列，为了积极稳妥地推进县级公立医院改革试点工作，满足基层群众的基本医疗卫生服务需求。2012 年，江苏省丹阳市、金坛区、常熟市等 14 个县（市）被选为第一批县级公立医院综合改革试点城市。2013 年，江苏省政府办公厅印发《关于全面推进县级公立医院改革的实施意见》（苏政办发〔2013〕143 号）指出，在县级公立医院改革试点的基础上，全面推进江苏省县级公立医院综合改革，抓好深化补偿机制改革、深化运行机制改革、深化管理体制改革、健全完善服务体系、努力提升服务能力和水平、大力推进信息化建设、强化医疗服务监管、全面改善医疗服务。2014 年，在确定第二批县级公立医院综合改革试点县中，江苏省江阴市、丰县等 27 个县（市）入选第二批试点县。通过推动县级公立医院综合改革工作，实现全省县级公立医院以药补医机制得到根本扭转，县域医疗服务体系进一步完善，服务能力有较大提高，医务人员积极性充分调动，医疗费用得到有效控制，医疗服务进一步改善，实现医疗卫生事业促发展、医务人员受鼓舞、人民群众得实惠的改革总目标。

### 3.3.1 江苏省县级公立医院主要做法

江苏省作为全国首批 4 个综合医改试点省份之一。江苏省委、省政府高度重视深化医药卫生体制改革工作，成立由省委、省政府主要领导任组长的深化医改暨省级综合医改试点工作领导小组。公立医院作为综合医改试点工作的重心，江苏省在注重公立医院改革系统性、整体性和协同性基础上，启动了以医药价格改革为突破口的县级公立医院补偿机制、管理体制、运行机制等综合配套改革。

（1）调整优化医疗卫生资源布局

为推进县级公立医院标准化、规范化建设，江苏省出台高于二级甲等综合医院标准的《江苏省县级综合医院评价标准与细则》。基于该标准，江苏省所有县（市）都有 1 所以上县级公立医院达到二级甲等以上水平，并打破按行政区域设置三级综合医院的做法，将部分有条件的县级公立医院转设为三级综合性医院。其次，江苏省开展医联体建设。在县域内建立县医院为龙头，实施县乡村一体化改革，完善县级公立医院与基层医疗机构间的分工协作机制，为实现分级诊疗打通上下通道。第三，充分利用信息化手段，推动医疗卫生资源配置的集约化。成立区域检验检查、病理诊断、医学影像等中心，开展远程医疗服务，推进检验检查结果互认，不仅有利于提升基层医疗机构的服务能力、让群众在家门口享受到大医院专家服务，也利于减轻费用、提高医疗服务的质量与效率。同时，为提升县级公立医院的医疗服务能力，努力让群众就地就医，江苏省放宽二、三类医疗技术的准入条件，让部分县级公立也能开展二、三类医疗技术。

（2）破除以药养医机制

破除以药养医机制，取消药品加成，实行药品零差率销售。取消药品加成后县级公立医院所减少的收入，通过调整医疗服务价格和政府财政补助来弥补。其中，医疗服务价格调整是最主要的手段。医疗服务价格调整按照"有升有降"的原则进行，提高体现医务人员劳务价值的诊疗费、手术费、护理费等医疗服务价格，降低大型设备检查费用等措施。同时，为保证保证医疗服务价格调整工作的顺利进行，不增加老百姓的实际负担，各地及时做好医保政策的衔接工作，将调整后的医疗服务项目纳入医保报销。

（3）建立现代医院管理制度

一方面，江苏省通过构建公立医院法人治理结构，建立现代医院管理制度。江苏省在县级层面成立公立医院管理委员会，由县级政府主要领导或分管医改的领导担任主任，相关部门负责领导及部分人大代表、政协委员及其他利益相关者参加，将政府的办医职能委托给公立医院管理委员会，完善县级公立医院法人治理结构。另一方面，改革人事薪酬制度。人事制度改革主要通过创新县级公立医院人员编制管理，总量动态调整，实行备案制，医师多点执业等措施实现。探索建立符合医疗行业特点的薪酬制度，实行绩效工资制度，完善公立医院考核和分配制度，收入分配向临床一线、关键岗位、业务骨干、做出突出贡献等人员倾斜，适当放宽对人才密集的医疗卫生机构绩效工资总额控制，逐步提高人员经费支出占业务支出比例。

### 3.3.2 江苏省县级公立医院改革成效及问题

通过县级公立医院改革，江苏省县级公立医院取消了药品加成，扭转了以药补医机制。通过标准化、规范化建设，江苏省每个县（市、区）都有一所二级甲等以上的县级公立医院，有助于更好满足群众县域内就诊。综合改革以来各县级公立医院运行平稳。医疗服务数量与收入都有不同程度的增长，患者次均费用增长控制在较低水平、患者药品负担下降，群众和医务人员对改革效果总体满意。但由于各地区开展县级公立医院改革的时间不一，各项改革任务进展也不同。部分地区由于改革时间短，配套政策还不是很完善，体制机制改革还有待于进一步深入推进，改革的成效尚未得到充分显现。

# 第4章 县级公立医院运行效率及其影响因素分析

本部分主要分析江苏省县级公立医院的动态效率和动态效率，在此基础上，进一步分析效率的影响因素，并在 43 家县级公立医院中，按地域从苏南、苏中、苏北地区各抽取 2 家县级公立医院，进一步对其综合改革成效进行跟踪评估。

## 4.1 分析方法

### 4.1.1 超效率 DEA

数据包络分析（DEA）是评价多投入、多产出决策单元（DMU）相对效率的非参数方法。DEA 中常用的评价模型有 CCR、BCC 模型，但 CCR、BCC 模型既无法修正无效决策单元松弛变量对效率的影响，也无法对多个有效决策单元进行比较和排序。为解决此问题，Andersen P 和 Petersen N C（1993）提出能对有效 DMU 进行区分的超效率 DEA 模型，解决多个有效决策单元比较和排序问题。本研究采用超效率 DEA 中无导向的 Super – SBM 模型。超效率 DEA 计算公式如下：

$$\left\{ \theta - \varepsilon \left( \sum_{t=1}^{m} s_i^- + \sum_{t=1}^{s} s_i^+ \right) \right\}_{\min}$$

$$\text{s. t.} \sum_{\substack{j=1 \\ j \neq k}}^{n} \lambda_j X_{ij} + S_i^- \leqslant \theta X_0$$

$$\sum_{\substack{j=1 \\ j \neq k}}^{n} \lambda_j Y_J - S_r^- = Y_0$$

$$\lambda_j \geqslant 0, \ j = 1, \ 2, \ \cdots$$

### 4.1.2 Malmquist 生产率指数

为了能够反映县级公立医院运行效率的动态变化情况，本研究运用 Malmquist 生产率指数评价江苏省县级公立医院的动态效率。Malmquist 生产率指数用于测量 $t$ 到 $t+1$ 期生产率的变化程度，若全要素生产率指数大于 1，表明生产率提升；反之，生产率下降。Malmquist 生产率指数是对 DEA 的丰富和发展，最早由 Malmquist 在 1953 年提出，Caves 将其用于分析生产率的变化，并将其同 DEA 相结合。Fare R、Grosskop S 和 Lindgren B 等（1992）提出用 DEA 计算全要素生产率指数，并将其分解为技术效率变化指数和技术进步变化指数。Malmquist 生产率指数计算公式如下：

$$MI = \sqrt{\frac{M^t(x_{t+1}, y_{t+1})}{M^t(x_t, y_t))} \times \frac{M^{t+1}(x_{t+1}, y_{t+1})}{M^{t+1}(x_t, y_t)}}$$

$$= \frac{M^t(x_{t+1}, y_{t+1})}{M^t(x_t, y_t)} \times \sqrt{\frac{M^t(x_{t+1}, y_{t+1})}{M^{t+1}(x_{t+1}, y_{t+1})} \times \frac{M^t(x_t, y_t)}{M^{t+1}(x_t, y_t)}}$$

### 4.1.3　Tobit 回归模型

在应用 DEA 方法得出各决策单元（DMU）效率值后，为分析效率受哪些因素影响及其影响程度，又衍生出了两阶段法。第一步，通过 DEA 计算 DMU 的效率值；第二步，将得到总体效率值同各影响因素进行 Tobit 回归分析，并通过自变量的系数来判断影响因素对效率的影响方向及程度。Tobit 回归模型由 Tobin 在 1958 年提出，该模型属于因变量受限的回归模型，所以也称为截取回归模型或受限因变量模型，由于超效率 DEA 计算得到 DMU 的效率值均为正数，因此排除了因变量小于 0 的情况。若采用普通最小二乘法（OLS）进行回归，可能会造成参数估计偏差，可采用最大似然法（ML）进行估计。Tobit 回归模型的计算公式如下：

$$y_i = \delta_i + \delta^T x_i + \beta_i \geq 0$$

其中，$y_i$ 为第 $i$ 家医院的总体效率值，$x_i$ 为自变量，$\delta_i$ 为截距项，$\delta^T$ 为自变量的回归系数，$\beta_i$ 为残差项。

## 4.2　指标选取

### 4.2.1　投入产出指标

县级公立医院运行效率评价是一项多投入、多产出的复杂系统工程，在运用超效率 DEA 及 Malmquist 指数法分析县级公立医院运行效率之前，需选择投入产出指标。投入产出指标一般是在文献研究的基础上选取的，本研究通过查阅近年来国内相关研究文献，对文献中涉及的投入产出进行了统计，作为本研究投入产出指标的备选库（见表 4-1）。

**表 4-1　国内 DEA 研究投入产出指标汇总**

| 研究者 | 年份 | 投入指标 | 产出指标 |
|---|---|---|---|
| 徐雨晨等 | 2013 | 固定资产数、实际开放床位数、职工数、业务支出 | 门急诊人次数、出院人次数、病床使用率 |
| 敖检根等 | 2014 | 实际开放床位数、固定资产设备总值、在职职工人数、业务用房面积 | 门急诊人次、出院人次、总收入、医疗收入 |
| 潘景香等 | 2014 | 卫技人员、实际床位、总支出 | 门急诊人次、住院手术人次、业务收入 |
| 毛燕娜等 | 2015 | 职工数、床位数、总支出、医疗支出 | 门急诊人次、出院人次、总收入、医疗收入 |
| 马桂峰马安宁 | 2015 | 医院职工总数、年医院总支出、实际开放床位数 | 年门急诊总人次年出院总人次、年医院总收入 |
| 吴舒婷等 | 2015 | 实有床位数、卫生技术人员、总资产和固定资产 | 门急诊人次、病床周转次数、平均住院日 |
| 万欢等 | 2016 | 执业医师数、注册护士数、医院医用建筑面积、万元以上设备总额、开放床位数 | 总诊疗量、出院患者数量、平均住院日 |
| 谭伟华等 | 2016 | 实际开放床位数、年末在职职工人数 | 门急诊人次数、住院人数、医疗业务收入 |
| 钮庆璐、熊季霞 | 2016 | 总支出、实有床位数、在职职工数、固定资产 | 总收入、出院人次、门急诊人次、病床使用率 |
| 谢丹萍等 | 2017 | 床位数、万元以上设备台数、执业（助理）医师、注册护士 | 总诊疗量、出院患者数量、病床使用率、出院者平均住院日、总收入、次均门诊费用、次均住院费用 |
| 李京 | 2017 | 职工总数、实际开放床位数、固定资产总值、支出总额 | 门急诊总人次数、出院人数收入总额 |
| 邹晓琦等 | 2017 | 卫生技术人员、床位数、万元以上设备数 | 总诊疗人次、出院人次病床使用率 |
| 李璐等 | 2017 | 医院实际开放床位数、卫生技术人员数 | 年门急诊人次数、出院人次数、平均住院日 |
| 曾雁冰等 | 2018 | 每门诊病人次均医药费、卫生技术人员、固定资产、净资产和医院床位数 | 病床使用率、平均住院日诊疗人次数 |

　　从以往公立医院效率评价中选取的投入产出指标来看，投入指标主要从人、财、物等方面选取，而产出指标多体现公立医院的经济效益、服务产出情况等。选取投入产出指标时，一方面，要考虑数据的可得性及指标间的共线性问题；另一方面，还应考虑县级公立医院综合改革中所坚持的公益性原则。Charnes（1978）等认为评价对象是非营利性的就不应选取经济类指标来衡量效率，因此，在选取产出指标时剔除收入等经济指标。在满足"最小样本容

量投入指标个数×产出指标个数×2＝30"的条件下，选取总支出、在职人员数、实际开放床位数、固定资产为投入指标，门急诊量、出院患者数量、病床周转次数、平均住院日为产出指标。投入产出指标的基本情况见表4-2。

表4-2 43家县级公立医院投入产出指标基本情况

| 类型 | 指标 | 单位 | 最大值 | 最小值 | 均值 | 标准差 |
|------|------|------|--------|--------|------|--------|
| 投入指标 | 总支出 | 万元 | 153213.35 | 19324 | 58891.36 | 29079 |
| | 在职人员数 | 人 | 2366 | 542 | 1275 | 382 |
| | 实际开放床位数 | 张 | 2158 | 252 | 1019 | 361 |
| | 固定资产 | 万元 | 128184.84 | 2941.22 | 46470.27 | 31240.22 |
| 产出指标 | 门急诊量 | 人次 | 1930302 | 333663 | 781750 | 407613 |
| | 出院患者数量 | 人次 | 88224 | 20543 | 43061 | 13687 |
| | 病床周转次数 | 次 | 89.33 | 26.61 | 44.09 | 10.7 |
| | 出院者平均住院日 | 天 | 10.7 | 6 | 8.64 | 0.91 |

### 4.2.2 影响因素指标

学者在对县级公立医院运行效率进行分析之外，也试图通过 Tobit 回归模型等方法试图找出影响公立医院效率的影响，从而为医院运行效率的改进提供科学的依据。结合文献综述，发现国内外对于医院运行效率影响的研究多从医院自身运行及所处的外在环境进行探讨。结合相关研究，本研究从内部、外部两方面寻找影响县级公立医院效率的因素。内部影响因素包括高级卫生技术人员占比、卫生技术人员与实际开放床位比、每职工人均门急诊工作量、每职工人均住院工作量、百元医疗收入药品占比、百元医疗收入耗材占比；外部影响因素包括医院所在区域、医院等级、常住人口、地区生产总值。内部与外部影响因素指标基本情况见表4-3。

表4-3 43家县级公立医院影响因素指标基本情况

| 类型 | 指标 | 单位或变量解释 | 最大值 | 最小值 | 均值 | 标准差 |
|------|------|----------------|--------|--------|------|--------|
| 外部影响因素 | 医院所在区域 | 1＝苏南、2＝苏中、3＝苏北 | 3 | 1 | — | — |
| | 医院等级 | 1＝二级、2＝三级 | 2 | 1 | — | — |
| | 常住人口 | 万人 | 195.40 | 28.00 | 96.01 | 38.20 |
| | 地区生产总值 | 万元 | 30800000 | 2048800 | 7754125 | 6460788 |

| 类型 | 指标 | 单位或变量解释 | 最大值 | 最小值 | 均值 | 标准差 |
|---|---|---|---|---|---|---|
| | 高级卫生技术人员占比 | % | 0.21 | 0.09 | 0.15 | 0.03 |
| | 卫技人员与实际开放床位比 | % | 2.43 | 0.43 | 1.10 | 0.33 |
| 内部影响因素 | 每职工人均门诊工作量 | 人次 | 1332.66 | 226.89 | 608.81 | 226.49 |
| | 每职工人均住院工作量 | 人次 | 52.62 | 20.87 | 33.99 | 6.39 |
| | 百元医疗收入药品占比 | % | 0.49 | 0.21 | 0.41 | 0.05 |
| | 百元医疗收入耗材占比 | % | 0.31 | 0.08 | 0.16 | 0.05 |

## 4.3　县级公立医院运行效率分析

### 4.3.1　静态效率分析

江苏省县级公立医院总体效率的最大值为 1.46，最小值为 0.24，总体效率存在较大差异。从纯技术效率来看，江苏省县级公立医院总体效率差异集中反映在纯技术效率上。纯技术效率反映一定规模下投入要素的生产效率，体现县级公立医院由技术水平与经营管理水平不同所导致的非规模经济效率差异。江苏省 43 家县级公立医院在技术与经营管理上存在较大差异，各县级公立医院发展水平参差不齐。规模效率是指因投入要素规模变化所带来的产出变动，江苏省 43 家县级公立医院规模效率都小于 1，表明其未达到最佳规模，因此，有必要加大对县级公立医院的投入，直至达到规模效率有效。从地区来看，总体效率较高的县级公立医院只有部分在江苏经济发达地区（如编号为 19 和 43 的医院在苏北地区），而总体效率较低的医院也有部分在经济发达地区（如编号为 29 和 39 的医院在苏南地区），这似乎表明江苏省县级公立医院的效率与地区经济发展水平无关，甚至为负向关系，具体情况如何，需根据 Tobit 模型的回归结果来证实（见表 4-4）。

**表 4-4　江苏省 43 家县级公立医院静态效率值**

| 编号 | 总体效率 | 纯技术效率 | 规模效率 |
|---|---|---|---|
| 1 | 0.423 | 1.012 | 0.418 |
| 2 | 0.305 | 1.005 | 0.304 |
| 3 | 0.444 | 0.473 | 0.939 |
| 4 | 0.434 | 0.728 | 0.596 |

| 编号 | 总体效率 | 纯技术效率 | 规模效率 |
|------|----------|------------|----------|
| 5 | 1.036 | 1.040 | 0.996 |
| 6 | 1.034 | 1.041 | 0.994 |
| 7 | 0.397 | 0.430 | 0.924 |
| 8 | 0.384 | 0.611 | 0.630 |
| 9 | 0.500 | 1.032 | 0.484 |
| 10 | 0.409 | 1.026 | 0.398 |
| 11 | 0.592 | 1.011 | 0.586 |
| 12 | 1.024 | 1.029 | 0.995 |
| 13 | 0.859 | 1.006 | 0.853 |
| 14 | 1.018 | 1.029 | 0.989 |
| 15 | 0.548 | 0.585 | 0.938 |
| 16 | 0.359 | 0.576 | 0.624 |
| 17 | 0.645 | 1.057 | 0.610 |
| 18 | 0.569 | 1.058 | 0.538 |
| 19 | 1.458 | 1.641 | 0.888 |
| 20 | 0.582 | 1.013 | 0.575 |
| 21 | 1.038 | 1.047 | 0.992 |
| 22 | 0.521 | 1.003 | 0.519 |
| 23 | 1.111 | 1.136 | 0.978 |
| 24 | 0.422 | 0.498 | 0.846 |
| 25 | 0.557 | 0.717 | 0.777 |
| 26 | 0.301 | 1.065 | 0.283 |
| 27 | 1.085 | 1.086 | 0.999 |
| 28 | 0.303 | 0.566 | 0.535 |
| 29 | 0.262 | 1.093 | 0.240 |
| 30 | 0.537 | 0.750 | 0.716 |
| 31 | 0.605 | 1.010 | 0.599 |
| 32 | 0.620 | 0.637 | 0.973 |
| 33 | 0.616 | 0.657 | 0.937 |
| 34 | 0.523 | 0.909 | 0.575 |

| 编号 | 总体效率 | 纯技术效率 | 规模效率 |
| --- | --- | --- | --- |
| 35 | 0.544 | 0.635 | 0.857 |
| 36 | 1.008 | 1.019 | 0.989 |
| 37 | 0.609 | 0.636 | 0.958 |
| 38 | 0.502 | 0.624 | 0.805 |
| 39 | 0.235 | 0.551 | 0.427 |
| 40 | 0.359 | 1.026 | 0.350 |
| 41 | 0.387 | 1.038 | 0.372 |
| 42 | 1.215 | 1.224 | 0.993 |
| 43 | 1.169 | 1.218 | 0.960 |

以纯技术效率（横轴）与规模效率（纵轴）的均值为标准建立四象限图，将 43 家县级公立医院划分为 4 个区域，分别为 I 区、II 区、III 区、IV 区（见图 4-1）。

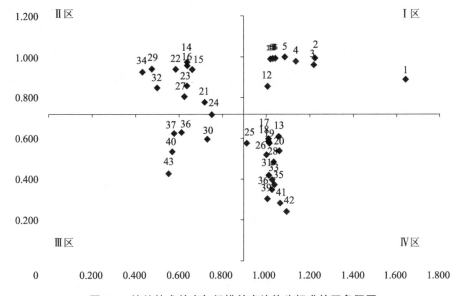

图 4-1　按纯技术效率与规模效率均值为标准的四象限图

I 区表示所研究的县级公立医院纯技术效率与规模效率均大于均值，该区内包括编号为 1、3 等 13 家县级公立医院。位于 I 区的医院是效率水平相对较高的优势医院，应当继续保持优势，通过加强医院内部的精细化管理等，进一步提升医院效率。例如：完善绩效考核分配制度，充分调动医务人员的积极性；同时，加强医院全面预算管理、成本控制及资产管理工作，定期对医院的运行情况进行分析，加大对用药、大型设备检查及卫生材料使用等行为的监管力度。

Ⅱ区表示所研究的县级公立医院纯技术效率小于均值，规模效率大于均值，该区内包括编号为 29、39 等 9 家县级公立医院。位于Ⅱ区的医院纯技术效率小于均值，随着县级公立医院改革的深化，医院规模均有不同程度的扩张，但适宜、适合、适量的卫生人才及诊疗技术的缺乏，导致医院总体效率提升缓慢。因此，该区内的医院要加强优秀卫生人才的引进力度。例如：建立以聘用制度和岗位管理制度为主的人事管理制度；放宽医院招聘自主权，简化招聘流程，使医院急需专业人员得到及时补充；政府加大医院人才引进的政策和资金支持力度；同时，医院也要加强先进技术的运用，使投入资源得到充分利用，从而提高自身的纯技术效率。

Ⅲ区表示所研究的县级公立医院纯技术效率与规模效率均小于均值，该区内包括编号为 43、40 等 6 家县级公立医院。位于Ⅲ区的医院纯技术效率与规模效率均小于均值，政府要加大对医院财政投入力度，提高规模效率；医院自身也要完善内部管理体制，对各科室各工作环节进行系统评估，发现存在问题，整合优化医院资源。

Ⅳ区表示所研究的县级公立医院纯技术效率大于均值，规模效率小于均值，该区内包括编号为 19、39 等 15 家县级公立医院。政府要加大对医院的投入力度，以功能定位与县域内居民医疗卫生服务需求为基础，避免出现粗放式投入，系统优化投入要素的组合方式，合理扩大医院的规模，向分布在Ⅰ区的医院靠近，实现其规模效率的有效提升。

### 4.2.2 动态效率分析

2014—2015 年，江苏省县级公立医院全要素生产率指数均值为 0.97，编号为 1、2 等 12 家县级公立医院全要素生产率大于 1，表明其全要素生产率提升，其余 31 家医院全要素生产率下降。将全要素生产率指数分解成技术效率变化指数和技术进步变化指数。技术效率变化指数均值为 0.99，仅有编号为 3、13 等 9 家县级公立医院技术效率变化指数大于 1，表明其技术效率有所改善；其余县级公立医院技术效率均保持不变或有所下降，说明技术效率阻碍了全要素生产率变化指数的提高，部分医院存在资源配置不合理与医疗服务技术应用程度不足等问题。技术进步变化指数均值为 0.98，20 家县级公立医院技术进步变化指数大于 1，表明技术进步是县级公立医院全要素生产率提高的内在动力（见表 4-5）。

表 4-5　2014—2015 年 43 家县级公立医院全要素生产率分析

| 动态效率 | 均值 | 分类标准 | 医院数量 | 医院编号 |
|---|---|---|---|---|
| 全要素<br>生产率指数 | 0.97 | >1 | 12 | 1、2、6、18、24、26、27、34、36、38、39、41 |
| | | ≤1 | 31 | 3、4、5、7、8、9、10、11、12、13、14、15、16、17、19、20、21、22、23、25、28、29、30、31、32、33、35、36、37、40、42、43 |
| 技术效率<br>变化指数 | 0.99 | >1 | 9 | 2、6、18、24、26、27、38、39、41 |
| | | ≤1 | 34 | 1、3、4、5、7、8、9、10、11、12、13、14、15、16、17、19、20、21、22、23、25、28、29、30、31、32、33、34、35、36、37、40、42、43 |
| 技术进步<br>变化指数 | 0.98 | >1 | 20 | 1、2、4、6、11、12、15、18、20、21、22、24、26、27、31、34、36、38、39、41 |
| | | ≤1 | 23 | 3、5、7、8、9、10、13、14、16、17、19、23、25、28、29、30、32、33、35、37、40、42、43 |

## 4.3　县级公立医院投入产出投影分析

根据现有的投入产出规模，可以利用投影分析计算投入产出指标的冗余率或不足率，冗余率或不足率为冗余量或不足量与原始指标值的比值，若该值大于 0，说明存在冗余；若小于 0，说明存在不足。由于本研究采用无导向 Super–SBM 模型，可以从投入角度或者产出角度县级公立医院的规模进行调整。

在保持产出不变的前提下，以编号为 3 的县级公立医院为例，通过调整投入可提升其效率。从具体投入指标来看，在职人员数减少 15.34%，实际开放床位数压缩 27.78%，固定资产减少 30.2%。在保持投入不变的前提下，以编号为 5 的县级公立医院为例，通过调整产出可提升其效率。从具体产出指标来看，该医院可通过采取推行日间手术等措施，进一步减少出院者平均住院日来提升医院的运行效率。各县级公立医院可根据投影分析结果，结合自身实际情况，从投入或产出角度采取措施，调整医院的投入或产出规模，以便进一步提高县级公立医院的运行效率，从而更好地为县域内居民服务（见表 4-6）。

**表 4-6　43 县级公立医院运行效率投影分析**

| 医院编号 | 投入指标 | | | | 产出指标 | | | |
|---|---|---|---|---|---|---|---|---|
| | 总支出 | 在职人员数 | 实际开放床位数 | 固定资产 | 门急诊量 | 出院患者数量 | 病床周转次数 | 出院者平均住院日 |
| 1 | -0.3745 | 0.0000 | -0.2566 | -0.5007 | 0.0000 | 0.0000 | 0.8460 | 0.9295 |
| 2 | -0.2502 | 0.0000 | -0.3808 | -0.4479 | 0.0000 | 0.0000 | 0.8496 | 0.7152 |
| 3 | 0.0000 | -0.1534 | -0.2778 | -0.3020 | 0.0000 | 0.1282 | 0.8742 | 0.0000 |
| 4 | -0.0222 | 0.0000 | -0.5497 | -0.0563 | 0.0377 | 0.0000 | 0.9630 | 0.7676 |
| 5 | 0.0000 | 0.0000 | 0.0000 | 0.0000 | 0.0000 | 0.0000 | 0.0000 | -0.1382 |
| 6 | 0.0000 | 0.0217 | 0.0000 | 0.0000 | 0.0000 | -0.1114 | 0.0000 | 0.0000 |
| 7 | 0.0000 | -0.2150 | -0.5329 | -0.7870 | 0.5808 | 0.0000 | 1.4720 | 0.1533 |
| 8 | -0.0821 | 0.0000 | -0.4777 | -0.6266 | 0.0000 | 0.0000 | 0.5685 | 0.7500 |
| 9 | 0.0000 | -0.1158 | -0.0225 | 0.0000 | 0.4226 | 0.0000 | 0.5881 | 0.9182 |
| 10 | -0.3152 | 0.0000 | -0.3487 | -0.4378 | 0.0000 | 0.0000 | 0.1172 | 0.9713 |
| 11 | -0.1447 | 0.0000 | 0.0000 | -0.3667 | 0.0000 | 0.0000 | 0.9006 | 0.9896 |
| 12 | 0.0000 | 0.0000 | 0.0000 | 0.0000 | 0.0000 | -0.0954 | 0.0000 | 0.0000 |
| 13 | 0.0000 | -0.1820 | -0.1052 | 0.0000 | 0.1011 | 0.0000 | 0.2225 | 0.0000 |
| 14 | 0.0701 | 0.0000 | 0.0000 | 0.0000 | 0.0000 | 0.0000 | 0.0000 | 0.0000 |
| 15 | 0.0000 | -0.2921 | -0.2534 | -0.5288 | 0.2471 | 0.0000 | 0.6735 | 0.4139 |
| 16 | -0.1459 | 0.0000 | -0.5989 | -0.6716 | 0.0000 | 0.0000 | 0.9735 | 0.3184 |
| 17 | -0.1928 | 0.0000 | 0.0000 | -0.3934 | 0.3285 | 0.0000 | 0.7662 | 0.1986 |
| 18 | -0.1021 | 0.0000 | -0.3906 | -0.2919 | 0.0000 | 0.0563 | 1.4911 | 0.1045 |
| 19 | 0.0000 | 0.0000 | 0.2843 | 0.0000 | 0.0000 | 0.0000 | -0.5141 | -0.5472 |
| 20 | 0.0000 | -0.1632 | -0.3316 | 0.0000 | 0.8362 | 0.0000 | 1.1863 | 0.0000 |
| 21 | 0.0000 | 0.1539 | 0.0000 | 0.0000 | 0.0000 | 0.0000 | 0.0000 | 0.0000 |
| 22 | 0.0000 | -0.0048 | -0.1655 | -0.4003 | 0.0000 | 0.2941 | 1.6718 | 0.6213 |
| 23 | 0.0000 | 0.0000 | 0.0000 | 0.2996 | 0.0000 | -0.1288 | 0.0000 | 0.0000 |
| 24 | -0.0794 | 0.0000 | -0.2202 | -0.1397 | 0.2329 | 0.4191 | 0.8975 | 0.2476 |
| 25 | -0.1533 | -0.1016 | -0.5379 | 0.0000 | 0.1391 | 0.0000 | 0.9755 | 0.0440 |
| 26 | -0.2461 | 0.0000 | -0.2408 | -0.5433 | 0.0000 | 0.2173 | 0.9638 | 0.5782 |
| 27 | 0.0000 | 0.0000 | 0.0000 | 0.0000 | -0.3140 | 0.0000 | 0.0000 | 0.0000 |

| 医院编号 | 投入指标 | | | | 产出指标 | | | |
|---|---|---|---|---|---|---|---|---|
| | 总支出 | 在职人员数 | 实际开放床位数 | 固定资产 | 门急诊量 | 出院患者数量 | 病床周转次数 | 出院者平均住院日 |
| 28 | 0.0000 | −0.0244 | −0.5011 | −0.6728 | 0.0000 | 0.1997 | 0.9915 | 0.3378 |
| 29 | −0.4227 | 0.0000 | −0.2472 | −0.0954 | 0.0000 | 0.0000 | 4.7959 | 0.5628 |
| 30 | 0.0000 | −0.0141 | −0.2988 | −0.5712 | 0.8709 | 0.0000 | 0.8154 | 0.1150 |
| 31 | −0.2477 | 0.0000 | −0.1119 | −0.5486 | 0.3334 | 0.0000 | 0.7016 | 0.0754 |
| 32 | −0.1286 | 0.0000 | −0.1771 | −0.1656 | 0.3560 | 0.0000 | 0.6952 | 0.6391 |
| 33 | −0.0756 | 0.0000 | −0.3480 | −0.3577 | 0.0000 | 0.0000 | 1.0631 | 0.1619 |
| 34 | 0.0000 | −0.0785 | −0.3662 | −0.3383 | 0.0097 | 0.0000 | 1.5991 | 0.5421 |
| 35 | 0.0000 | −0.1769 | −0.3975 | 0.0000 | 1.3906 | 0.0000 | 0.9007 | 0.0000 |
| 36 | 0.0000 | 0.0303 | 0.0000 | 0.0000 | 0.0000 | 0.0000 | 0.0000 | 0.0000 |
| 37 | 0.0000 | −0.0848 | −0.3281 | −0.2182 | 0.9906 | 0.0000 | 0.5402 | 0.0000 |
| 38 | −0.1278 | 0.0000 | −0.4079 | −0.5494 | 0.0000 | 0.1086 | 1.4454 | 0.2512 |
| 39 | −0.2176 | −0.2473 | −0.5562 | −0.4238 | 0.6447 | 0.0000 | 0.9565 | 0.7592 |
| 40 | 0.0000 | −0.2313 | −0.5908 | −0.6104 | 0.0000 | 0.2768 | 0.8781 | 0.0000 |
| 41 | −0.2702 | 0.0000 | −0.3702 | −0.5281 | 0.0000 | 0.0000 | 1.3709 | 0.9503 |
| 42 | 0.0000 | 0.0000 | 0.0000 | 0.0000 | −0.5106 | −0.1968 | 0.0000 | 0.0000 |
| 43 | 0.3141 | 0.1273 | 0.0000 | 0.0000 | 0.0000 | 0.0000 | 0.0000 | −0.2003 |

## 4.4　县级公立医院运行效率影响因素分析

基于前文对江苏省县级公立医院运行效率的评价，利用 Tobit 回归模型进一步分析县级公立医院运行效率的影响因素。将超效率 DEA 计算出的总体效率值作为因变量，将 10 个影响因素作为自变量，建立回归模型。Tobit 回归结果显示：在 0.05 显著性水平下，医院所在区域、医院等级、卫技人员与实际开放床位比、每职工人均门诊工作量、每职工人均住院工作量、百元医疗收入药品占比对医院效率产生显著影响，而常住人口、地区生产总值、高级卫生技术人员占比、百元医疗收入耗材占比对医院效率无显著影响，表明县级公立医院的运行效率受内部与外部因素的共同影响。从外部影响因素来看，医院所在区域与效率正相关，表明医院所在地理区位不同对其效率有明显的影响，提升医院运行效率时，政府对不同区域的医院应采取差异化的政策。医院等级与效率负相关，表明并不是医院等级越高效率就越高，医院的发展应当立足于实际需要，而不是盲目提升医院等级。从内部影响因素来看，卫技人员与实际开放床位比与效率正相关，在实际开放床位及其他要素保持不变的前提下，卫技人员与实际开放床位之比每增加1%，医院的效率会提升0.24%，这也说明了部分医院医务人员仍不足，影响医院整体效率，要进一步加强医院人才队伍建设。每职工人均门诊工作量、每职工人均住院工作量与效率正相关，表明部分医院医务人员的工作能力并没有完全发挥，适当增加职工的工作量有助于医院效率提升。其中，每职工人均门诊工作量每增加1%，医院的效率会提升0.02%。百元医疗收入药品占比与效率负相关，医院要强化对科室药占比和医务人员合理用药的考核，严格控制药占比（见表4-7）。

表4-7　Tobit 模型回归结果

| 解释变量 | 系数 | 标准误 | $Z$ | $P$ |
| --- | --- | --- | --- | --- |
| 医院所在区域 | 0.1548 | 0.0451 | 3.4336 | 0.0006 |
| 医院等级 | -0.2601 | 0.0624 | -4.1703 | 0.0000 |
| 常住人口 | -0.0012 | 0.0008 | -1.4133 | 0.1576 |
| 地区生产总值 | -0.0003 | 0.0006 | -0.5337 | 0.5936 |
| 高级卫生技术人员占比 | 0.4781 | 0.8365 | 0.5715 | 0.5677 |
| 卫技人员与实际开放床位比 | 0.2429 | 0.0753 | 3.2272 | 0.0013 |
| 每职工人均门诊工作量 | 0.0003 | 0.0001 | 2.4493 | 0.0143 |
| 每职工人均住院工作量 | 0.0198 | 0.0046 | 4.2125 | 0.0000 |
| 百元医疗收入药品占比 | -0.8806 | 0.4249 | -2.0724 | 0.0382 |
| 百元医疗收入耗材占比 | 0.0857 | 0.5838 | 0.1469 | 0.8833 |

# 第5章 县级公立医院综合改革成效评估指标体系构建

本部分首先界定县级公立医院的功能定位，根据县级公立医院的功能定位确定评估模型，在确定评估模型的基础上，遵循系统性、可操作性等原则，确定县级公立医院综合改革成效初步评估指标体系，运用专题小组讨论对指标进行初步筛选，运用专家咨询法对指标进行终选，运用层次分析法确定指标权重，并对指标体系的信度效度进行检验，最终确定一套县级公立医院综合改革成效评估指标体系。

## 5.1 县级公立医院功能定位界定

在我国，政府依据功能、设施、技术力量等标准将公立医院划分为三个等级，其中二级医院是提供医疗卫生服务的地区性医院，也就是通常所认为的县级公立医院，其主要功能是参与指导对高危人群的监测，接受一级转诊，并能进行一定程度的教学和科研。然而，现如今我国部分地区县级公立医院一味追求医院等级建设（调研数据显示，某医院床位数、业务量、科研数量等一系列指标已超过某些三甲医院），忽略了县级公立医院的根本属性，刘小明（2013）、董香书等（2013）就曾指出在现有医药卫生体制背景下，多数县级公立医院盲目扩张、举债建设，虹吸了大量常见病、慢性病患者前往大医院就医，刺激了医疗服务价格提高，增加了患者就医压力。可见县级公立医院存在的问题已十分突出，因此政府部门多次提出要加快推进县级公立医院改革进程，明晰县级公立医院功能定位，发挥县级公立医院的区域优势。在宏观层面，学者们多从政府顶层设计、医院内部管理、利益分配机制等方面阐述了县级公立医院功能定位不明晰的原因所在；在微观层面，邓大松（2013）、方鹏骞（2014）研究发现地方政府财政投入不足、医务人员积极性偏低、人才队伍建设滞后、县级公立医院补偿机制不完善等一系列问题也会导致了县级公立医院不能担负其应当承担的责任。

我国县级公立医院责权并不明晰、医疗机构间分工协作机制薄弱、公立医院规模无限扩张，这不仅导致了患者就医秩序的紊乱以及过度或重复利用医疗卫生资源，同时也加剧了患者"看病贵、看病难"的现象。那么，县级公立医院在我国医疗服务体系中应该充当什么样的角色呢？其改革的主要方向是什么？尽管当前我国已全面启动县级公立医院综合改革工作，然而鲜有研究明确提出县级公立医院的功能定位，其改革的依据也主要来源于政府部门指导或相关政策文件，缺乏从理论上深层次探析县级公立医院在医药卫生体制改革过程中的作用。鉴于此，在基于扎根理论实地调研的基础上，对访谈所得资料进行深入挖掘，探究县级公立医院的功能定位，为建立县级公立医院综合改革成效评估指标体系提供依据。

### 5.1.1 功能定位界定方法

本研究采用扎根理论研究方法探索县级公立医院的功能定位。目前，至少存在 3 个扎根理论研究方法论的版本。1967 年，Glaser 和 Strauss 首次提出扎根理论。他们认为扎根理论是一种基于数据收集之上的分析方法，这种方法在一定程度上克服了传统质性研究与量化研究之间的分歧，其所创建的扎根理论被称为"经典扎根理论"。扎根理论研究方法具有科学性、严谨性、有效性和合理性等特点，使其得到了众多学者的认可并被应用于不同的领域。Strauss 和 Corbin（1990）将扎根理论研究方法进行程序化，被称为"程序化的扎根理论"。对于"程序化的扎根理论"，有学者认为其将扎根理论研究方法变得相当程序化和过于公式化。此外，Charmaz 借鉴 Glaser、Strauss 等人的思想，将构建主义思想融入扎根理论中，被称为"构建主义扎根理论"。

县级公立医院公共物品属性与独立运营自负盈亏的政策，导致了医疗服务机构不仅需要履行作为准公共物品的公平公益性的职责，同时还面临着维护自身稳定运营，调动员工积极性等压力。目前，国内外对于县级公立医院功能定位尚缺乏成熟的理论假设与研究成果可以借鉴，且对于县级公立医院这类涉及多个范畴的概念，定量研究具有较大的困难，而扎根理论是在访谈和焦点小组讨论的基础上通过连续比较和理论采样来经营资料，从而实现理论的构建，能够对研究的现象进行清晰的界定或给出理论框架。因此，扎根理论适用于县级公立医院功能定位这个内涵与外延尚存在争议或冲突的理论概念研究。研究借鉴 Charmaz 的"构建主义扎根理论"界定县级公立医院的功能定位，将界定县级公立医院功能的过程分为资料与数据的收集、开放式编码、主轴编码、选择性编码及理论饱和度检验五个步骤。

### 5.1.2　功能定位界定

（1）资料的收集

扎根理论中资料收集的方法主要包括民族志、深度访谈和文献阅读。民族志是记录特定群体的生活事件，而县级公立医院综合改革跟踪评估属于宏观层面的政策，无法利用民族志这种方法进行资料收集。Charmaz 认为文献回顾延迟进行并不是一个标准化的公式，而应该是一种思想，要灵活使用，且文献只代表作者所认为的客观事实，所以文献回顾一般作为一种可供比较和分析的数据来源，被用来检验理论是否饱和。深度访谈一般是具有指向性的谈话，是扎根理论收集资料过程中最常用的方法。课题组通过与县级公立医院综合改革有利益相关的人进行访谈，可以对问题进行深度探究。基于上述讨论，本研究通过深度访谈收集资料。

在扎根理论研究方法中，访谈对象需要涵盖所有的利益相关者。县级公立医院综合改革的主要利益相关者有卫计委官员及县级公立医院的院长、县级公立医院的医务人员、研究公立医院改革的学者、县域内居民。此外，由于地区经济发展水平的差异，有部分县级公立医院的综合实力已经超越了部分三甲综合性医院。所以本研究采取理论抽样与目的抽样相结合的方式选择来自不同地区和领域的 36 位受访者，代表不同的观点。受访者基本情况见表 5-1。

表 5-1　受访者基本情况

| 项目 | 属性 | 人数 | 占比/% |
|---|---|---|---|
| 性别 | 男 | 21 | 58.33 |
| | 女 | 15 | 41.67 |
| 领域 | 高校学者 | 8 | 22.22 |
| | 卫计委官员 | 6 | 16.67 |
| | 县级公立医院卫生人员 | 12 | 33.33 |
| | 县域内居民 | 10 | 27.78 |

通过对相关政策文件的梳理，针对县级公立医院综合改革的主要目标等设计访谈提纲，提纲主要涉及的内容有县级公立医院的性质及功能定位、县级公立医院的主要改革措施、改革的成效、如何进行改革成效评估等 6 个方面，共计 9 个问题。2016 年 3 月 20 日—2016 年 4 月 20 日，课题组选取江苏省部分地区（南京、无锡、镇江、连云港），与受访对象进行深度访谈与焦点小组讨论。个人深度访谈每次约 30 分钟，焦点小组讨论每次约 90 分钟。在征得受访者同意的情况下，对所有访谈进行录音，对录音进行整理后，随机抽取 4/5 的文字记录进

行编码，剩余 1/5 文字记录及相关文献资料被用来检验理论是否饱和。

（2）开放式编码

开放式编码是为了将原始数据进行概念化，是在数据分析的基础上，研究者对评估对象系统的功能、内涵等进行赋予概念。录音资料进行编码可采取逐句、逐行等方式，考虑到语义的完整性，本研究采用逐句的方式进行编码。

这也是一个将所收集的资料重新整合的过程。将关于县级公立医院的概念、内涵及个人意见放置一边，凭借一种开放式的态度进行资料收集与分析，并将所有抽象的语句概念化，继而进行编码。在编码过程中保留出现频次较高的概念，通过不断的拆分、检验、对比、概念化、挖掘，最终得出最有价值的概念与范畴。开放性编码过程中共收集到 172 个概念（见表 5-2）。

表 5-2  开放性编码带入的概念

医院发展；民众受惠；业务收入；政府投入；资金问题；远程医疗；设备配置；药品集中采购；病理、儿科、产科人员危机；研究生招录问题；医务人员积极性；个人发展；医务人员满意度；编制问题；高、精、尖人才待遇问题；"药品零差率"改革；改革收益；分级诊疗；分科室绩效考核；日间手术；单病种付费；公卫项目投入；医联体；获得回报；技术合作；对口资源；常见病下移；改革重点；社区医疗卫生资源浪费；资源配置；资源使用效率；区域管理；统筹协调；医保调控作用；义诊；业务水平；医疗技术质量；医疗价格；就诊排队；自费费用；医患沟通；医患矛盾；患者满意度；患者支付能力；健康需求等

为了对所得资料进一步分析，归纳出更具浓缩型的概念并总结范畴，通过剔除无效与重复概念聚拢后，共得出 51 个概念和 15 个范畴（见表 5-3）。

表 5-3  开放性编码结果

| 范畴 | 概念 | 原始语句 |
|---|---|---|
| D1 医院功能 | d1 保障健康 | 县级公立医院需以保障县域内居民健康、基本实现大病不出县为目标 |
| | d2 宏观统筹 | 县级公立医院应发挥县级公立医院的统筹作用，带动基层机构发展 |
| | d3 制约规模 | 目前部分县级公立医院规模扩张过快，虹吸了大量患者，基层资源浪费严重 |
| ⋮ | ⋮ | ⋮ |
| D5 资金保障 | d17 业务收入 | 公益性是公立医院的根本性质，同时经济收益也是维护医院运营和发展的基础 |
| | d18 财政投入 | 我院已全面实现"药品零差率"，然而政府补助不到位 |
| | d19 合作收益 | 分级诊疗对于医院有何利益可言 |

续表

| 范畴 | 概念 | 原始语句 |
|---|---|---|
| ⋮ | ⋮ | ⋮ |
| | d42 劳动价值 | 医务人员的积极性没有维护好，改革全是空话 |
| D13 医生取向 | d43 人才紧缺 | 基层医疗机构医务人员缺乏，甚至在县级医院也面临人才招录问题 |
| | d44 重视公益 | 注重公益，影响力提高的同时调动了自身积极性 |
| ⋮ | ⋮ | ⋮ |
| | d48 义诊 | 会有医疗团队到小区门口为附近居民量血压，身体哪里不舒服也可以问他们 |
| D15 患者感受 | d49 就医难 | 现在到县医院看病仍然需要耗费较长时间，挂号排队现象经常发生 |
| | d50 就医费用 | 听说过"药品零差率"，但看病费用并没有感觉到明显降低 |
| | d51 医患关系 | 住院期间医生、护士对我们关心比较到位 |

（3）主轴编码

由于开放性编码挖掘的范畴意义和关系仍然较为广泛和模糊，主轴编码主要将开放性编码中的范畴加以联系，建立类属或者概念间的因果关系，并根据其相互之间的关联和逻辑顺序再次进行重新归类，共归纳出 3 个主范畴，分别为基本功能、稳定运行和持续发展，各范畴所代表的意义及对应初步范畴（见表 5-4）。

表 5-4　主轴编码形成的主范畴

| 主范畴 | 对应范畴 | 范畴内涵 |
|---|---|---|
| | 医院性质 | 公益性为县级公立医院的根本性质 |
| | 医院功能 | 预防、保健、治疗、康复等 |
| | 服务质量 | 院内感染率、医疗事故率、入院与出院诊断符合率、急危重病人抢救成功率 |
| 基本功能 | 服务效率 | 病床使用率、病床周转率、出院病人平均住院日、每职工平均门急诊人次、每职工平均住院日等 |
| | 医疗费用 | 门急诊（住院）患者次均费用、门急诊（住院）患者次均药品费、门急诊（住院）患者次均自付费用等 |
| | 满意度 | 门急诊患者满意度、住院患者满意度等 |

| 主范畴 | 对应范畴 | 范畴内涵 |
|---|---|---|
| 稳定运行 | 资金保障 | 财政补助收入、政府对县级公立医院的财政投入、业务收入等 |
| | 薪酬制度 | 在职职工年基础性绩效工资、在职职工年奖励性绩效工资等 |
| | 经济效率 | 资产负债率、流动比率、流动资产周转率、固定资产周转率、收支结余率 |
| | 公卫开展 | 承担公卫项目数、承担公卫项目人员数、参与突发公共事件医务人员数、健康宣传教育次数、健康体检人次数 |
| 持续发展 | 资源配置 | 在职职工数、实际开放床位数、十万元以上设备台数、中高级职称人员比例、医护比（%）、床护比（%） |
| | 发展潜力 | 市级重点专科数，二、三类医疗技术开展数，开展三、四级手术比例，年派往上级医院培训人员数 |
| | 科研能力 | 发表期刊论文数、科教项目支出占医疗收入比例 |
| | 医生取向 | 劳动价值、技术回报、职业发展、公益态度 |
| | 患者感受 | 义诊、就医感受 |

（4）选择性编码

选择性编码的目的是从主范畴中挖掘核心范畴的过程，主轴编码所形成的所有主范畴都必须直接或者间接地与核心范畴建立某种形式的关系。核心编码得出的核心范畴有着归纳性和领导性的作用，是对其他副范畴进行再次提炼的结果，根据系列研究可以归纳出县级公立医院功能定位 3 个方面的核心范畴，分别为基本功能核心范畴、稳定运行核心范畴、持续发展核心范畴（见图 5-1）。

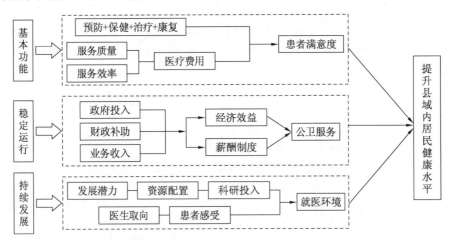

**图 5-1　县级公立医院功能定位及改革取向核心范畴**

①基本功能核心范畴。以预防、保健、治疗、康复为其主线，在保障公益性的基础上发挥着统筹调控县域内居民医疗卫生服务的作用，进一步完善县

域医疗服务体系，提升医疗服务质量，降低院内感染率、医疗事故率；强化医疗服务效率，严控"大处方"、"大检查"、重复检查等不必要的医疗卫生资源浪费现象，基本实现居民就医"大病不出县"的基本目标；合理控制就医费用，在取消药品零差率的基础上进一步增加患者医疗报销比例，提升患者满意度，最终推动县域内居民健康水平的提升。

② 稳定运行核心范畴。以加大政府卫生投入比例、强化财政补偿力度为主线，降低县级公立医院业务量的需求，建立县级公立医院运行新机制，从而促进医院经济效益的提升；在人事薪酬制度方面，需逐步完善并形成符合行业特点的人事薪酬制度，提高院内员工积极性，鼓励县级公立医院医师到基层医疗卫生机构多点执业，或者定期出诊、巡诊；此外，县级公立医院还应当承担起引导县域内医疗卫生机构公共卫生服务项目开展，普及健康常识、传播疾病预防理念，将治病为中心改变为以居民健康作为医疗改革的主要目标。

③ 持续发展核心范畴。以合理配置县级公立医院的医疗卫生资源，明确县级公立医院床位规模、建设标准和设备配置标准为主线，适当提高二、三类医疗技术水平和三、四级手术比例，增强县级公立医院医务人员的技术水平，厘清科研成果在县级公立医院运行发展中的作用，辅以县域内医生在实际工作中的价值取向和患者感受，明确县级公立医院持续发展新机制，为县域内居民提供良好的就医环境。

（5）理论饱和度检验

理论饱和度检验也是扎根理论研究方法运用过程中的重要工作之一，若利用未编码的数据不再产生新的类属，则说明已经达到了理论饱和状态。选用剩余 1/5 文字记录及县级公立医院综合改革相关的文献，重复扎根理论的研究步骤，所得到的概念全部归于上述类属中，说明本次研究已经达到了理论饱和状态。

### 5.1.3　县级公立医院功能定位

基于扎根理论选取江苏省不同县域、不同领域的专家学者及居民进行深度访谈，从理论上探究了县级公立医院的功能定位。在专业技术方面，县级公立医院定位应当注重培养医护人员常见病、多发病及危重急症病人的抢救等专业技能，减少对风险较高、难度较大的疑难病治疗，降低对高、精、尖的医疗技术或设备的投入；在医院规模方面，控制医疗机构占地面积及床位数的增长，加强不同层级之间医疗机构的转诊或联动机制，推动分级诊疗体系建设，逐步形成规范的诊疗服务体系；在工作开展方面，应积极担负起县域内公共卫生、疾病预防、健康宣传、教育等工作和对乡镇卫生院、村卫生室的业务指导和人员培训等任务，承担一定的科研教学任务，但不过分追求科研成果或数量。

## 5.2 评估模型

通过文献回顾发现，现有研究中学者多从绩效、公益性等方面进行单一的评估，且评估中经济性指标过多，公益性指标被淡化。县级公立医院综合改革中强调要建立维护公益性、调动积极性、保证可持续的运行新机制，更加注重改革的系统性、协同性和整体性。对县级公立医院综合改革成效进行跟踪评估不单要关注其绩效，更要关注公益目标的实现程度、积极性的调动情况及医院的可持续发展能力。基于此，本研究在围绕县级公立医院综合改革目标的基础上，结合县级公立医院的功能定位，从公益指标、发展指标和经济指标 3 个维度建立评估指标体系（见图 5-2）。其中，发展指标体现医院可持续发展能力；公益指标体现医院医疗水平高低、业务工作负荷，患者负担情况、患者满意度，以及医院的社会责任；经济指标体现县级公立医院的收支水平、人员薪酬情况及资产运营效率。

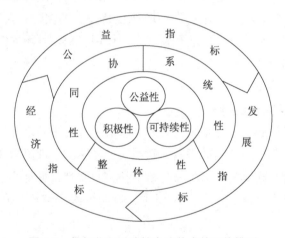

**图 5-2 县级公立医院综合改革成效评估模型**

## 5.3 评估指标体系初步构建

### 5.3.1 评估选取的原则

（1）系统性原则

选取的评估指标应能清晰反映县级公立医院综合改革的每个方面，评估指标要与县级公立医院密切相关，避免出现指标孤立、关联性不强的现象。

（2）可操作性原则

选取的评估指标，应当选取内涵明确、通俗易懂、易于衡量及数据易于从医院获取的指标。同时，评估指标体系整体上应当逻辑清晰、简洁明了，便于实际运用，保证评估指标体系有较强的可操作性。

（3）可比性原则

选取评估指标时，需要考虑到指标的不同类型及计量单位等的影响，以保证不同指标之间能够比较和衡量，以便于指标体系能够进行实际应用。

（4）发展性原则

县级公立医院综合改革是一个漫长的过程，选取的评估指标不仅要能反映当前县级公立医院综合改革的实际情况，还要兼顾政策的动态变化，能够与不断变化的县级公立医院综合改革政策相适应，避免选择时效性不强的指标。

### 5.3.2　初步评估指标体系

根据确定的评估模型，遵循系统性、可操作性等原则，参考相关文献、县级公立医院综合改革文件及公立医院综合改革效果评价中的指标，兼顾各主要利益相关者的利益，确定初步的评估指标体系，共计 89 个指标，其中，一级指标 3 个，二级指标 15 个，三级指标 71 个（见表 5-5）。

**表 5-5　县级公立医院综合改革成效评估初步指标体系**

| 一级指标 | 二级指标 | 三级指标 |
|---|---|---|
| A1 发展指标 | B1 资源配置 | C1 在职职工数 |
| | | C2 在职的医生数 |
| | | C3 在职的护士数 |
| | | C4 实际开放的床位数 |
| | | C5 十万元以上设备台数 |
| | | C6 卫技人员中中、高级职称人员占比 |
| | B2 医疗服务数量 | C7 年门急诊人次数 |
| | | C8 年住院患者数 |
| | | C9 年出院患者数 |
| | | C10 年住院患者手术次数 |
| | B3 科研能力 | C11 年承担的省级及以上科研项目数 |
| | | C12 年核心期刊论文数 |
| | B4 发展潜力 | C13 省级及以上重点专科数 |
| | | C14 市级及以上重点专科数 |
| | | C15 二、三类医疗技术开展数 |
| | | C16 年业务收入增长率 |
| | | C17 年派出进修学习人员数 |

| 一级指标 | 二级指标 | 三级指标 |
|---|---|---|
| A2 公益指标 | B5 医疗服务效率 | C18 病床使用率 |
| | | C19 病床周转次数 |
| | | C20 平均术前待床日 |
| | | C21 出院病人平均住院日 |
| | | C22 每职工平均门急诊人次 |
| | | C23 每职工平均住院床日 |
| | B6 医疗服务质量 | C24 年院内感染数 |
| | | C25 医疗事故率 |
| | | C26 基本药物覆盖率 |
| | | C27 入院与出院诊断符合率 |
| | | C28 危急重症患者抢救成功率 |
| | B7 政府指令性任务 | C29 年医院承担公共卫生服务项目数 |
| | | C30 年医院参加公共卫生服务的人员数 |
| | | C31 年医院对口支援基层医务人员数 |
| | | C32 年医院参与突发公共卫生事件的人员数 |
| | | C33 年为经济困难患者减免的医疗费用 |
| | | C34 年医院举办的健康宣传教育次数 |
| | | C35 年医院健康体检人次 |
| | | C36 年接受基层医务人员培训数 |
| | B8 次均费用 | C37 门急诊患者次均费用 |
| | | C38 门急诊次均费用 |
| | | C39 门急诊次均自付费用 |
| | | C40 门急诊费用报销比例 |
| | | C41 住院次均费用 |
| | | C42 住院次均药品费用 |
| | | C43 住院次均自付费用 |
| | | C44 住院费用报销比例 |
| | B9 满意度 | C45 门急诊患者满意度 |
| | | C46 住院患者满意度 |
| | B10 转诊情况 | C47 基层医疗机构向医院转诊人次 |
| | | C48 医院向基层医疗机构转诊人次 |

| 一级指标 | 二级指标 | 三级指标 |
|---|---|---|
| A3 经济指标 | B11 补偿机制 | C49 取消药品减少的收入 |
| | | C50 大型医疗设备价格调整减少的收入 |
| | | C51 诊疗费用调整增加的收入 |
| | | C52 手术费用调整增加的收入 |
| | | C53 护理费用调整增加的收入 |
| | | C54 床位费用调整增加的收入 |
| | | C55 政策性亏损补偿的收入 |
| | | C56 政府的财政投入 |
| | B12 医院收入 | C57 药占比 |
| | | C58 医保支付的费用 |
| | | C59 患者自付的费用 |
| | B13 医院支出 | C60 医疗支出 |
| | | C61 药品支出 |
| | | C62 财政补助支出 |
| | | C63 人员经费支出 |
| | | C64 人员培训经费支出 |
| | B14 薪酬制度 | C65 在职职工月平均收入 |
| | | C66 在职职工月绩效工资 |
| | B15 经济效率 | C67 资产负债率 |
| | | C68 流动比率 |
| | | C69 流动资产周转率 |
| | | C70 固定资产周转率 |
| | | C71 收支结余率 |

## 5.4　评估指标筛选

### 5.4.1　专题小组讨论进行指标初选

2016 年 5 月 10 日—2016 年 5 月 30 日，课题组同来自高校、县级公立医院、地方卫生行政部门等单位共 10 名专家召开两轮专题小组讨论会，为县级公立医院综合改革成效评估指标体系的构建提供专家咨询意见。第一轮专题小组讨论专家意见汇总并讨论如下：

所有专家对一级指标均无异议。

有 6 位专家对二级指标提出建议，集中在经济指标下补偿机制、医院收入和医院支出这 3 个二级指标。专家认为补偿机制概念模糊，其所属三级指标过于详细，在实际工作中有些数据收集难度较大，其县级公立医院的补偿机制就是医院的收入与支出加入政府补偿，建议删除二级指标"补偿机制"，将其所属三级指标合并为"取消药品加成后医院收入减少额""医疗服务价格调整医院收入净增加额""政府财政补助收入""政府财政投入"，并将其并入医院收入二级指标下。课题组采纳专家的建议，删除二级指标"补偿机制"。

专家对三级指标提出了较多的意见。医疗服务数量下三级指标"C8 年住院患者数"与"C9 年出院患者数"重复，应当删除其中一个指标；"C10 年住院患者手术次数"表述修改为"年住院患者手术量"。科研能力下年医院发表的核心期刊论文数应当细分，专家指出县级公立医院的医务人员若在 SCI 来源期刊以及中华系列来源期刊上发表论文，是一般核心期刊无法比拟的，建议将"C12 年核心期刊论文数"指标细分为"年发表的 SCI 论文数""年发表的中华类期刊论文数""年发表的统计源期刊论文数"。发展潜力下三级指标"C15 年业务收入增长率"，在县级公立医院综合改革中不鼓励医院业务收入的增长，建议删除；县级公立医院的发展潜力还可以通过医院开展手术能力来体现，建议增加"三、四级手术量占比"。医疗服务效率下三级指标"C20 平均术前待床日"在实际工作中没有统计。医疗服务质量下三级指标"C21 基本药物覆盖率"，有一位专家指出基本药物在县级及以上公立医院是优先使用且其不属于医疗服务质量指标，建议删除。政府指令性任务下三级指标"C31 年医院对口支援基层医务人员数"，有专家指出部分实力较强的县级公立医院不仅有支援基层的任务，还有对口支援落后地区的任务，所以指标 C31 指标表述不准确，建议将指标修改为"年医院对口支援支援医务人员数"；"C36 年接受基层医务人员培训数"，部分县级公立医院已经成为三级甲等综合性医院，不仅接受基层医疗机构的人员培训，也接受部分二级医疗机构人员培训，建议将指标修改为"年医院培训下级医疗机构人员数"。次均费用下三级指标"C39 门急诊次均自付费用"与"C40 门急诊费用报销比例"重复，"C43 住院次均自付费用"与"C44 住院费用报销比例"重复，建议只保留其中一项指标。医院支出下三级指标下"C60 医疗支出""C61 药品支出"等指标仅能反映医院支出的数额，无法反映各医院支出差异，建议根据县级公立医院综合改革相关要求，将指标调整为"百元医疗收入中卫生材料费""人员支出占比"。县级公立医院综合改革后对于医务人员的工资实行绩效工资制度，分为基础性绩效和奖励性绩效，建议将薪酬制度下三级指标调整为"人均年基础性绩效工资"与"人均年奖励性绩效工资"。

课题组接受专家所提出的意见，对指标体系进行完善，一级指标保持不变，删除二级指标中补偿机制，对三级指标进行合并、增加和删除。经过修改后，共计 79 个指标，一级指标 3 个，二级指标 14 个，三级指标 62 个。

在完成指标体系修改后，形成县级公立医院综合改革成效评估指标体系第二稿后，再次召开专题小组讨论会。首先，向各位阐明指标修改之处及修改理由，并请专家再次对指标提出修改意见。第二轮专题小组中专家对一级指标均无异议，所有专家对修改后的二级指标也均无异议，有专家对部分三级指标的表述予以纠正，避免出现歧义。"年为经济困难患者减免的费用"调整为"年医院为困难弱势群体免除的医疗费用"，"基层医疗机构向医院转诊人次"调整为"下级医疗机构向县医院转诊人次"，"医院向基层医疗机构转诊人次"调整为"县医院向下级医疗机构转诊人次"。课题组接受上述意见，对指标体系进行了进一步的完善。

通过专题小组讨论对评估指标进行了初步的筛选，经过修改，指标缩减到79 个，其中，一级指标 3 个，二级指标 14 个，三级指标 62 个（见表5-6）。形成新的评估指标体系，将所形成的新评估指标体系运用专家咨询法进行指标的终选，确定最终的评估指标体系。

**表 5-6　专题小组讨论后评估指标体系**

| 一级指标 | 二级指标 | 三级指标 |
| --- | --- | --- |
| A1 发展指标 | B1 资源配置 | C1 在职职工数 |
| | | C2 在职的医生人数 |
| | | C3 在职的护士人数 |
| | | C4 实际开放的床位数 |
| | | C5 十万元以上设备台数 |
| | | C6 卫技人员中中、高级职称人员占比 |
| | B2 医疗服务数量 | C7 年门急诊人次数 |
| | | C8 年出院患者数 |
| | | C9 年住院患者手术量 |
| | B3 科研能力 | C10 年承担的省级及以上科研项目数 |
| | | C11 年发表的 SCI 论文数 |
| | | C12 年发表的中华类期刊论文数 |
| | | C13 年发表的统计源期刊论文数 |
| | | C14 科教项目支出占比 |
| | B4 发展潜力 | C15 省级及以上重点专科数 |
| | | C16 市级重点专科数 |
| | | C17 开展的二、三类医疗技术数 |
| | | C18 三、四级手术量占比 |
| | | C19 年派出进修学习人员数 |

| 一级指标 | 二级指标 | 三级指标 |
|---|---|---|
| A2 公益指标 | B5 医疗服务效率 | C20 病床使用率 |
| | | C21 病床周转次数 |
| | | C22 出院病人平均住院日 |
| | | C23 每职工平均门急诊人次 |
| | | C24 每职工平均住院床日 |
| | B6 医疗服务质量 | C25 年院内感染数 |
| | | C26 年医疗事故数 |
| | | C27 入院与出院诊断符合率 |
| | | C28 危急重症患者抢救成功率 |
| | B7 政府指令性任务 | C29 年医院承担公共卫生服务项目数 |
| | | C30 年医院参加公共卫生服务的人员数 |
| | | C31 年医院对口支援医务人员数 |
| | | C32 年医院参与突发公共事件的人员数 |
| | | C33 年医院为困难弱势群体免除的医疗费用 |
| | | C34 年医院举办的健康宣传教育次数 |
| | | C35 年医院健康体检人次 |
| | | C36 年医院培训下级医疗机构人员数 |
| | B8 次均费用 | C37 门急诊次均费用 |
| | | C38 门急诊次均药品费用 |
| | | C39 门急诊次均自付费用 |
| | | C40 住院次均费用 |
| | | C41 住院次均药品费用 |
| | | C42 住院次均自付费用 |
| | B9 满意度 | C43 门急诊病人满意度 |
| | | C44 住院病人满意度 |
| | B10 转诊情况 | C45 下级医疗机构向县医院转诊人次 |
| | | C46 县医院向下级医疗机构转诊人次 |

续表

| 一级指标 | 二级指标 | 三级指标 |
|---|---|---|
| A3 经济指标 | B11 医院收入 | C47 取消药品加成后医院收入减少额 |
| | | C48 医疗服务价格调整医院收入净增加额 |
| | | C49 政府财政补助收入 |
| | | C50 政府财政投入 |
| | | C51 药占比 |
| | | C52 医保支付的费用 |
| | | C53 患者自付的费用 |
| | B12 医院支出 | C54 百元医疗收入中卫生材料费 |
| | | C55 人员支出占比 |
| | B13 薪酬制度 | C56 人均年基础性绩效工资 |
| | | C57 人均年奖励性绩效工资 |
| | B14 经济效率 | C58 资产负债率 |
| | | C59 流动比率 |
| | | C60 流动资产周转率 |
| | | C61 固定资产周转率 |
| | | C62 收支结余率 |

### 5.4.2 专家咨询法进行指标终选

本研究利用专家咨询法对指标进行筛选。按照 Likert 五分法设置专家咨询问卷，根据指标的重要程度分别赋予 1~5 分，赋予指标的分值越高表明指标越重要。将设置好专家咨询问卷通过电子邮件发送给专家，邀请专家对指标重要性打分，并将此作为指标筛选的最终依据。专家咨询分为两轮，两轮专家咨询问卷设置方式相同。

（1）专家基本情况介绍

专家咨询邀请来自高等院校、卫生行政部门以及县级公立医院的 23 位专家，两轮专家咨询问卷都回收 23 份，有效回收率 100%。专家基本情况见表5-7。

表 5-7　专家基本情况

| 项目 | 类别 | 人数 | 占比/% |
|---|---|---|---|
| 性别 | 男 | 14 | 60.87 |
|  | 女 | 9 | 39.13 |
| 工作单位 | 高等院校 | 10 | 43.48 |
|  | 卫生行政部门 | 6 | 26.09 |
|  | 县级公立医院 | 7 | 30.43 |
| 工作年限 | 0~5 | 4 | 17.39 |
|  | 6~10 | 5 | 21.74 |
|  | 11~15 | 4 | 17.39 |
|  | 16~20 | 7 | 30.43 |
|  | 21 以上 | 3 | 13.04 |
| 职称 | 正高级 | 5 | 21.74 |
|  | 副高级 | 8 | 34.78 |
|  | 中级 | 3 | 13.04 |
|  | 初级 | 4 | 17.39 |
|  | 无职称 | 3 | 13.04 |
| 学历 | 本科 | 1 | 4.35 |
|  | 硕士 | 15 | 65.22 |
|  | 博士 | 7 | 30.43 |

（2）专家权威程度

专家权威程度由专家的熟悉程度和专家的判断依据两方面组成，用权威系数（Cr）来表示，权威系数越大表明专家对指标的打分结果可靠性越高。将专家的熟悉程度分为很熟悉、比较熟悉、一般、不太熟悉、比较不熟悉 5 个等级，相应的赋值记为熟悉程度系数（Cs）；判断依据分为理论分析、实践经验、同行了解、直观感受 4 类，相应赋值记为判断系数（Ca）。具体赋值见表 5-8。权威系数取二者的算术平均值。

表 5-8　熟悉程度与判断依据赋值表

| 熟悉程度 | 赋值 | 判断依据 | 赋值 |
|---|---|---|---|
| 很熟悉 | 1 | 理论分析 | 0.8 |
| 比较熟悉 | 0.8 | 实践经验 | 0.6 |
| 一般 | 0.6 | 同行了解 | 0.4 |
| 不太熟悉 | 0.4 | 直观感受 | 0.2 |
| 比较不熟悉 | 0.2 | | |

① 专家熟悉程度系数

根据专家对一、二级指标熟悉程度打分的统计结果。专家对一、二级指标的熟悉程度均 > 0.70，多数专家对指标的熟悉程度为"很熟悉"和"比较熟悉"，表明专家对研究内容比较熟悉（见表 5-9、表 5-10）。

表 5-9　专家对一级指标熟悉程度系数表

| 指标 | 熟悉程度 | 频数 | 分值 | Cs |
|---|---|---|---|---|
| A1 发展指标 | 很熟悉 | 4 | 1 | |
| | 比较熟悉 | 13 | 0.8 | |
| | 一般 | 6 | 0.6 | 0.78 |
| | 不太熟悉 | 0 | 0.4 | |
| | 比较不熟悉 | 0 | 0.2 | |
| A2 公益指标 | 很熟悉 | 3 | 1 | |
| | 比较熟悉 | 15 | 0.8 | |
| | 一般 | 4 | 0.6 | 0.77 |
| | 不太熟悉 | 0 | 0.4 | |
| | 比较不熟悉 | 1 | 0.2 | |
| A3 经济指标 | 很熟悉 | 4 | 1 | |
| | 比较熟悉 | 14 | 0.8 | |
| | 一般 | 5 | 0.6 | 0.79 |
| | 不太熟悉 | 0 | 0.4 | |
| | 比较不熟悉 | 0 | 0.2 | |

表 5-10　专家对二级指标熟悉程度系数表

| 指标 | 熟悉程度 | | | | | Cs |
|---|---|---|---|---|---|---|
| | 很熟悉 | 比较熟悉 | 一般 | 不太熟悉 | 比较不熟悉 | |
| B1 资源配置 | 2 | 16 | 4 | 1 | 0 | 0.77 |
| B2 医疗服务数量 | 3 | 14 | 5 | 1 | 0 | 0.77 |
| B3 科研能力 | 3 | 16 | 4 | 0 | 0 | 0.79 |
| B4 发展潜力 | 9 | 8 | 3 | 2 | 1 | 0.79 |
| B5 医疗服务效率 | 7 | 12 | 3 | 0 | 1 | 0.81 |
| B6 医疗服务质量 | 7 | 10 | 6 | 0 | 0 | 0.81 |
| B7 政府指令性任务 | 5 | 13 | 4 | 1 | 0 | 0.79 |
| B8 次均费用 | 10 | 10 | 3 | 0 | 0 | 0.86 |
| B9 满意度 | 8 | 13 | 2 | 0 | 0 | 0.85 |
| B10 转诊情况 | 7 | 13 | 2 | 0 | 1 | 0.82 |
| B11 医院收入 | 8 | 11 | 2 | 2 | 0 | 0.82 |
| B12 医院支出 | 8 | 10 | 3 | 2 | 0 | 0.81 |
| B13 薪酬制度 | 7 | 12 | 4 | 0 | 0 | 0.83 |
| B14 经济效率 | 6 | 10 | 5 | 2 | 0 | 0.77 |

② 专家判断系数

根据专家对一、二级指标判断依据打分的统计结果。专家对一、二级指标的判断系数均 >0.6，多数专家对指标的判断依据为"理论分析"和"实践经验"，表明专家对研究内容有较为合理的判断（见表 5-11、表 5-12）。

表 5-11　专家对一级指标判断系数表

| 指标 | 判断依据 | 频数 | 分值 | Ca |
|---|---|---|---|---|
| A1 发展指标 | 理论分析 | 11 | 0.8 | 0.65 |
| | 实践经验 | 8 | 0.6 | |
| | 同行了解 | 3 | 0.4 | |
| | 直观感受 | 1 | 0.2 | |
| A2 公益指标 | 理论分析 | 14 | 0.8 | 0.7 |
| | 实践经验 | 7 | 0.6 | |
| | 同行了解 | 2 | 0.4 | |
| | 直观感受 | 0 | 0.2 | |
| A3 经济指标 | 理论分析 | 11 | 0.8 | 0.66 |
| | 实践经验 | 9 | 0.6 | |
| | 同行了解 | 2 | 0.4 | |
| | 直观感受 | 1 | 0.2 | |

表 5-12　专家对二级指标判断系数表

| 指标 | 判断依据 | | | | Ca |
|---|---|---|---|---|---|
| | 理论分析 | 实践经验 | 同行了解 | 直观感受 | |
| B1 资源配置 | 12 | 9 | 1 | 1 | 0.68 |
| B2 医疗服务数量 | 12 | 8 | 1 | 2 | 0.66 |
| B3 科研能力 | 10 | 8 | 4 | 1 | 0.63 |
| B4 发展潜力 | 12 | 7 | 1 | 3 | 0.64 |
| B5 医疗服务效率 | 13 | 7 | 1 | 2 | 0.67 |
| B6 医疗服务质量 | 13 | 7 | 1 | 2 | 0.67 |
| B7 政府指令性任务 | 10 | 10 | 2 | 1 | 0.65 |
| B8 次均费用 | 12 | 8 | 3 | 0 | 0.68 |
| B9 满意度 | 11 | 10 | 1 | 1 | 0.67 |
| B10 转诊情况 | 10 | 10 | 2 | 1 | 0.65 |
| B11 医院收入 | 10 | 8 | 3 | 2 | 0.63 |
| B12 医院支出 | 10 | 7 | 5 | 1 | 0.63 |
| B13 薪酬制度 | 11 | 9 | 2 | 1 | 0.66 |
| B14 经济效率 | 12 | 6 | 3 | 2 | 0.64 |

③ 专家权威程度

依据熟悉程度系数和判断系数可以计算得到专家权威程度系数（Cr）。经计算，专家对一级指标的 Cr > 0.7，二级指标的 Cr > 0.7。一般认为专家的 Cr > 0.7，表明选取的 23 位专家权威程度较高，专家的意见具有较强的可信度（见表 5-13、表 5-14）。

表 5-13　一级指标专家意见权威程度系数表

| 一级指标 | Cs | Ca | Cr |
|---|---|---|---|
| A1 发展指标 | 0.78 | 0.65 | 0.72 |
| A2 公益指标 | 0.77 | 0.70 | 0.73 |
| A3 经济指标 | 0.79 | 0.66 | 0.73 |

表 5-14　二级指标专家意见权威程度系数表

| 二级指标 | Cs | Ca | Cr |
|---|---|---|---|
| B1 资源配置 | 0.77 | 0.68 | 0.72 |
| B2 医疗服务数量 | 0.77 | 0.66 | 0.71 |
| B3 科研能力 | 0.79 | 0.63 | 0.71 |
| B4 发展潜力 | 0.79 | 0.64 | 0.72 |

| 二级指标 | Cs | Ca | Cr |
|---|---|---|---|
| B5 医疗服务效率 | 0.81 | 0.67 | 0.74 |
| B6 医疗服务质量 | 0.81 | 0.67 | 0.74 |
| B7 政府指令性任务 | 0.79 | 0.65 | 0.72 |
| B8 次均费用 | 0.86 | 0.68 | 0.77 |
| B9 满意度 | 0.85 | 0.67 | 0.76 |
| B10 转诊情况 | 0.82 | 0.65 | 0.73 |
| B11 医院收入 | 0.82 | 0.63 | 0.72 |
| B12 医院支出 | 0.81 | 0.63 | 0.72 |
| B13 薪酬制度 | 0.83 | 0.66 | 0.74 |
| B14 经济效率 | 0.77 | 0.64 | 0.71 |

（3）评估指标终选结果

首先对 23 位专家的打分结果进行整理，然后运用 Excel 软件计算各项指标的均值和变异系数，保留重要性均值 ≥3.99 且变异系数 <0.22 的指标，对不符合保留条件的指标剔除或者根据专家的意见进行修改。

① 第一轮专家咨询结果

第一轮专家咨询中，专家对一、二级指标的重要性均值均 ≥3.99，且变异系数 <0.22。三级指标中需要删除 7 个指标，对不完全符合指标保留条件的 8 个指标进行着重讨论。所有需删除或修改的指标均用"斜体"字体标出（见表 5-15、表 5-16）。

根据第一轮专家打分结果，并结合专家提出的建议，对指标进行修改。删除指标"在职职工数""年发表的统计源期刊论文数""年医院参与突发公共事件的人员数""年医院举办的健康宣传教育次数""年医院健康体检人次""医保支付的费用""患者自付的费用"。对于重要性均值 <3.99 或者变异系数 ≥0.22 的指标进行着重讨论，"年承担的省级及以上科研项目数""每职工平均门急诊人次""门急诊次均自付费用""县医院向下级医疗机构转诊人次""政府财政补助收入""政府财政投入"6 个指标经过讨论后给予保留。专家认为县级公立医院几乎没有省级及以上重点专科，"省级及以上重点专科数"用于县级公立医院评估中没有实际意义，建议删除"省级及以上重点专科数"，本书接受专家意见；同时，将"市级重点专科数"指标调整为"市级及以上重点专科数"。

**表 5-15 一、二级指标第一轮专家咨询结果**

| 指标 | 均值 | 变异系数 |
| --- | --- | --- |
| A1 发展指标 | 4.13 | 0.15 |
| A2 公益指标 | 4.39 | 0.18 |
| A3 经济指标 | 4.30 | 0.16 |
| B1 资源配置 | 4.26 | 0.21 |
| B2 医疗服务数量 | 4.30 | 0.20 |
| B3 科研能力 | 4.30 | 0.16 |
| B4 发展潜力 | 4.17 | 0.17 |
| B5 医疗服务效率 | 4.39 | 0.16 |
| B6 医疗服务质量 | 4.57 | 0.13 |
| B7 政府指令性任务 | 4.61 | 0.13 |
| B8 次均费用 | 4.30 | 0.16 |
| B9 满意度 | 4.78 | 0.11 |
| B10 转诊情况 | 4.17 | 0.21 |
| B11 医院收入 | 4.43 | 0.18 |
| B12 医院支出 | 4.22 | 0.21 |
| B13 薪酬制度 | 4.17 | 0.21 |
| B14 经济效率 | 4.48 | 0.18 |

**表 5-16 三级指标第一轮专家咨询结果**

| 三级指标 | 均值 | 变异系数 |
| --- | --- | --- |
| C1 在职职工数 | 3.74 | 0.23 |
| C2 在职的医生人数 | 4.39 | 0.13 |
| C3 在职的护士人数 | 4.30 | 0.14 |
| C4 实际开放的床位数 | 4.22 | 0.18 |
| C5 十万元以上设备台数 | 4.13 | 0.21 |
| C6 卫技人员中中、高级职称人员占比 | 4.39 | 0.19 |
| C7 年门急诊人次数 | 4.43 | 0.17 |
| C8 年出院患者数 | 4.13 | 0.19 |
| C9 年住院患者手术量 | 4.09 | 0.19 |
| C10 年承担的省级及以上科研项目数 | 4.04 | 0.22 |
| C11 年发表的 SCI 论文数 | 4.13 | 0.19 |
| C12 年发表的中华类期刊论文数 | 4.04 | 0.21 |
| C13 年发表的统计源期刊论文数 | 3.48 | 0.27 |
| C14 科教项目支出占比 | 4.04 | 0.19 |
| C15 省级及以上重点专科数 | 4.13 | 0.22 |
| C16 市级重点专科数 | 4.09 | 0.19 |

| 三级指标 | 均值 | 变异系数 |
|---|---|---|
| C17 开展的二、三类医疗技术数 | 4.09 | 0.19 |
| C18 三、四级手术量占比 | 4.00 | 0.18 |
| C19 年派出进修学习人员数 | 4.48 | 0.17 |
| C20 病床使用率 | 4.13 | 0.21 |
| C21 病床周转次数 | 4.22 | 0.20 |
| C22 出院病人平均住院日 | 4.52 | 0.14 |
| C23 每职工平均门急诊人次 | 4.09 | 0.22 |
| C24 每职工平均住院床日 | 4.04 | 0.20 |
| C25 年院内感染数 | 4.65 | 0.12 |
| C26 年医疗事故数 | 4.74 | 0.09 |
| C27 入院与出院诊断符合率 | 4.57 | 0.11 |
| C28 危急重症患者抢救成功率 | 4.43 | 0.15 |
| C29 年医院承担公共卫生服务项目数 | 4.30 | 0.19 |
| C30 年医院参加公共卫生服务的人员数 | 4.09 | 0.20 |
| C31 年医院对口支援医务人员数 | 4.04 | 0.20 |
| *C32 年医院参与突发公共事件的人员数* | 3.92 | 0.25 |
| C33 年医院为困难弱势群体免除的医疗费用 | 4.26 | 0.21 |
| *C34 年医院举办的健康宣传教育次数* | 3.87 | 0.24 |
| *C35 年医院健康体检人次* | 3.61 | 0.30 |
| C36 年医院培训下级医疗机构人员数 | 4.04 | 0.21 |
| C37 门急诊次均费用 | 4.35 | 0.16 |
| C38 门急诊次均药品费用 | 4.17 | 0.20 |
| C39 门急诊次均自付费用 | 4.22 | 0.22 |
| C40 住院次均费用 | 4.39 | 0.16 |
| C41 住院次均药品费用 | 4.17 | 0.18 |
| C42 住院次均自付费用 | 4.57 | 0.14 |
| C43 门急诊病人满意度 | 4.43 | 0.15 |
| C44 住院病人满意度 | 4.48 | 0.15 |
| C45 下级医疗机构向县医院转诊人次 | 4.00 | 0.18 |
| C46 县医院向下级医疗机构转诊人次 | 4.09 | 0.22 |
| C47 取消药品加成后医院收入减少额 | 4.13 | 0.15 |
| C48 医疗服务价格调整医院收入净增加额 | 4.17 | 0.17 |
| C49 政府财政补助收入 | 4.30 | 0.23 |
| C50 政府财政投入 | 4.35 | 0.22 |
| C51 药占比 | 4.09 | 0.18 |
| *C52 医保支付的费用* | 3.48 | 0.23 |
| *C53 患者自付的费用* | 3.39 | 0.25 |
| C54 百元医疗收入中卫生材料费 | 4.22 | 0.18 |

续表

| 三级指标 | 均值 | 变异系数 |
|---|---|---|
| C55 人员支出占比 | 4.13 | 0.18 |
| C56 人均年基础性绩效工资 | 4.17 | 0.21 |
| C57 人均年奖励性绩效工资 | 4.57 | 0.16 |
| C58 资产负债率 | 4.13 | 0.19 |
| C59 流动比率 | 4.17 | 0.21 |
| C60 流动资产周转率 | 4.09 | 0.16 |
| C61 固定资产周转率 | 4.04 | 0.19 |
| C62 收支结余率 | 4.22 | 0.18 |

② 第二轮专家咨询结果

第一轮专家咨询后，一、二级指标保持不变，三级指标减少到 54 个。将修改后的指标体系，按第一轮专家咨询问卷设计方式，设置第二轮专家咨询问卷，再次发放给专家。

此轮专家咨询结果显示，所有指标重要性均值≥3.99，且变异系数 < 0.22，专家对指标的意见趋于一致，县级公立医院综合改革成效评估指标体系最终确定，共计 71 个指标。其中，一级指标 3 个，二级指标 14 个，三级指标 54 个（见表 5-17）。

**表 5-17 县级公立医院综合改革成效评估指标体系**

| 一级指标 | 二级指标 | 三级指标 |
|---|---|---|
| A1 发展指标 | B1 资源配置 | C1 在职的医生人数 |
| | | C2 在职的护士人数 |
| | | C3 实际开放的床位数 |
| | | C4 十万元以上设备台数 |
| | | C5 卫技人员中、高级职称人员占比 |
| | B2 医疗服务数量 | C6 年门急诊人次数 |
| | | C7 年出院患者数 |
| | | C8 年住院患者手术量 |
| | B3 科研能力 | C9 年承担的省级及以上科研项目数 |
| | | C10 年发表的 SCI 论文数 |
| | | C11 年发表的中华类期刊论文数 |
| | | C12 科教项目支出占比 |
| | B4 发展潜力 | C13 市级及以上重点专科数 |
| | | C14 开展的二、三类医疗技术数 |
| | | C15 三、四级手术量占比 |
| | | C16 年派出进修学习人员数 |

| 一级指标 | 二级指标 | 三级指标 |
|---|---|---|
| A2 公益指标 | B5 医疗服务效率 | C17 病床使用率 |
| | | C18 病床周转次数 |
| | | C19 出院病人平均住院日 |
| | | C20 每职工平均门急诊人次 |
| | | C21 每职工平均住院床日 |
| | | C22 年院内感染数 |
| | B6 医疗服务质量 | C23 年医疗事故数 |
| | | C24 入院与出院诊断符合率 |
| | | C25 危急重症患者抢救成功率 |
| | B7 政府指令性任务 | C26 年医院承担公共卫生服务项目数 |
| | | C27 年医院参加公共卫生服务的人员数 |
| | | C28 年医院对口支援医务人员数 |
| | | C29 年医院为困难弱势群体免除的医疗费用 |
| | | C30 年医院培训下级医疗机构人员数 |
| | B8 次均费用 | C31 门急诊次均费用 |
| | | C32 门急诊次均药品费用 |
| | | C33 门急诊次均自付费用 |
| | | C34 住院次均费用 |
| | | C35 住院次均药品费用 |
| | | C36 住院次均自付费用 |
| | B9 满意度 | C37 门急诊病人满意度 |
| | | C38 住院病人满意度 |
| | B10 转诊情况 | C39 下级医疗机构向县医院转诊人次 |
| | | C40 县医院向下级医疗机构转诊人次 |
| A3 经济指标 | B11 医院收入 | C41 取消药品加成后医院收入减少额 |
| | | C42 医疗服务价格调整医院收入净增加额 |
| | | C43 政府财政补助收入 |
| | | C44 政府财政投入 |
| | | C45 药占比 |
| | B12 医院支出 | C46 百元医疗收入中卫生材料费 |
| | | C47 人员支出占比 |
| | B13 薪酬制度 | C48 人均年基础性绩效工资 |
| | | C49 人均年奖励性绩效工资 |
| | B14 经济效率 | C50 资产负债率 |
| | | C51 流动比率 |
| | | C52 流动资产周转率 |
| | | C53 固定资产周转率 |
| | | C54 收支结余率 |

## 5.5　评估指标权重确定

本书利用层析分析法（AHP）计算指标权重。20 世纪 70 年代，T L Saaty
提出 AHP，是将定性与定量分析有机结合的一种多指标决策分析方法。其基
本原理是将一个复杂的被评价系统，按照其内在的逻辑关系形成一个有序的层
次结构，然后针对每一层的指标，由专家依据专业知识、经验等对同一层级的
指标进行两两比较，建立判断矩阵。通过计算判断矩阵的最大特征值及对应的
特征向量得出该层要素对于该准则的权重。在此基础上，进行层次单排序和总
排序一致性检验。AHP 确定指标权重的具体步骤如下。

（1）建立层次结构模型

AHP 将人的思维过程层次化，把复杂问题进行解构，并将分解后的各要
素按支配关系分组进而形成多层次递阶结构。通常可以分为 3 层：目标层、准
则层、方案层。目标层为评估指标体系中的 3 个一级指标，准则层为 14 个二
级指标，方案层为 54 个三级指标。

（2）构造判断矩阵

在构建层次结构模型后，需要对各层次中指标进行两两比较，以便于形成
矩阵。专家在两两比较过程中，需要用科学合适的判断尺度将这些判断用数值
形式表示出来，写成判断矩阵。专家在进行两两比较确定指标相对重要程度
时，通常采用重要程度 1 ~ 9 标度法（见表 5-18）。

**表 5-18　指标重要程度 1 ~ 9 标度表**

| 两指标相比较 | $X_{ij}$赋值 | 两指标相比较 | $X_{ij}$赋值 |
| --- | --- | --- | --- |
| $i$ 比 $j$ 同等重要 | 1 | $i$ 比 $j$ 稍微不重要 | 1/3 |
| $i$ 比 $j$ 稍微重要 | 3 | $i$ 比 $j$ 明显不重要 | 1/5 |
| $i$ 比 $j$ 明显重要 | 5 | $i$ 比 $j$ 非常不重要 | 1/7 |
| $i$ 比 $j$ 非常重要 | 7 | $i$ 比 $j$ 绝对不重要 | 1/9 |
| $i$ 比 $j$ 绝对重要 | 9 | 介于以上相邻不重要<br>程度之间 | 1/2、1/4、1/6、1/8 |
| 介于以上相邻重要<br>程度之间 | 2、4、6、8 | – | – |

（3）计算指标权重

根据专家打分所得到的判断矩阵，利用方根法逐行计算几何平均 $W_i$，计
算公式为

$$W_i' = \sqrt[n]{a_{i1} a_{i2} \times a_{in}}$$

在计算得到判断矩阵的几何平均 $W_i$ 后，需要对 $W_i'$ 进行归一化，通过归一化确定指标权重 $W_i$，计算公式为

$$W_i = \frac{W_i'}{\sum_{i=1}^{n} W_i'}$$

（4）一致性检验

由于县级公立医院综合改革成效评估的复杂性，专家对其认识具有主观性及模糊性，都可能导致专家给出的判断矩阵不完全一致，因此一致性检验是必不可少的。进行一致性检验前，需先计算判断矩阵的最大特征根 $\lambda_{max}$，计算公式为

$$\lambda_i = \frac{\sum_{i=1}^{n} a_{ij} W_j}{W_i}$$

$$\lambda_{max} = \frac{\sum_{i=1}^{n} \lambda_i}{n}$$

本书采用 $CR$ 来验证判断矩阵是否通过一致性检验。若 $CR < 0.1$，通过；否则需调整判断矩阵以满足一致性检验标准。其中，$RI$ 为随机一致性指标，$RI$ 的具体取值见表5-19。$CR$ 的计算公式为

$$CR = \frac{(\lambda_{max} - n) \times RI}{n - 1}$$

**表5-19　随机一致性指标 $RI$ 取值表**

| $n$ | 1 | 2 | 3 | 4 | 5 | 6 | 7 | 8 | 9 |
|-----|---|---|---|---|---|---|---|---|---|
| $RI$ | 0 | 0 | 0.58 | 0.9 | 1.12 | 1.24 | 1.32 | 1.41 | 1.45 |

根据 AHP 确定指标权重的计算步骤，计算得到各项指标的权重值，在计算得到各位专家赋予每项指标权重值的基础上，将23位专家赋予指标的权重值进行加权平均，得到各项指标的最终权重。最后，计算指标的组合权重，计算规则为该项指标的权重值乘以其所属上一级指标的权重值。评估指标的权重见表5-20。

表 5-20　县级公立综合改革成效评估指标权重表

| 一级指标 | 权重 | 二级指标 | 权重 | 组合权重 | 三级指标 | 权重 | 组合权重 |
|---|---|---|---|---|---|---|---|
| A1 | 0.1898 | B1 | 0.2214 | 0.0420 | C1 | 0.2082 | 0.0087 |
| | | | | | C2 | 0.2041 | 0.0086 |
| | | | | | C3 | 0.2000 | 0.0084 |
| | | | | | C4 | 0.1794 | 0.0075 |
| | | | | | C5 | 0.2082 | 0.0087 |
| | | B2 | 0.3146 | 0.0597 | C6 | 0.3505 | 0.0209 |
| | | | | | C7 | 0.3265 | 0.0195 |
| | | | | | C8 | 0.3230 | 0.0193 |
| | | B3 | 0.1707 | 0.0324 | C9 | 0.2468 | 0.0080 |
| | | | | | C10 | 0.2403 | 0.0078 |
| | | | | | C11 | 0.2597 | 0.0084 |
| | | | | | C12 | 0.2532 | 0.0082 |
| | | B4 | 0.3073 | 0.0583 | C13 | 0.2454 | 0.0143 |
| | | | | | C14 | 0.2454 | 0.0143 |
| | | | | | C15 | 0.2402 | 0.0140 |
| | | | | | C16 | 0.2689 | 0.0157 |
| A2 | 0.5776 | B5 | 0.1216 | 0.0702 | C17 | 0.1971 | 0.0138 |
| | | | | | C18 | 0.2012 | 0.0141 |
| | | | | | C19 | 0.2158 | 0.0152 |
| | | | | | C20 | 0.1950 | 0.0137 |
| | | | | | C21 | 0.1909 | 0.0134 |
| | | | | | C22 | 0.2530 | 0.0409 |
| | | B6 | 0.2800 | 0.1617 | C23 | 0.2577 | 0.0417 |
| | | | | | C24 | 0.2482 | 0.0401 |
| | | | | | C25 | 0.2411 | 0.0390 |
| | | B7 | 0.1545 | 0.0892 | C26 | 0.2138 | 0.0191 |
| | | | | | C27 | 0.2047 | 0.0183 |
| | | | | | C28 | 0.1938 | 0.0173 |
| | | | | | C29 | 0.1847 | 0.0165 |
| | | | | | C30 | 0.2029 | 0.0181 |
| | | B8 | 0.1448 | 0.0836 | C31 | 0.1681 | 0.0141 |
| | | | | | C32 | 0.1613 | 0.0135 |
| | | | | | C33 | 0.1630 | 0.0136 |
| | | | | | C34 | 0.1697 | 0.0142 |
| | | | | | C35 | 0.1613 | 0.0135 |
| | | | | | C36 | 0.1765 | 0.0148 |
| | | B9 | 0.2053 | 0.1186 | C37 | 0.4976 | 0.0590 |
| | | | | | C38 | 0.5024 | 0.0596 |

| 一级指标 | 权重 | 二级指标 | 权重 | 组合权重 | 三级指标 | 权重 | 组合权重 |
|---|---|---|---|---|---|---|---|
| A2 | 0.5776 | B10 | 0.0937 | 0.0541 | C39 | 0.4749 | 0.0257 |
| | | | | | C40 | 0.5251 | 0.0284 |
| | | B11 | 0.1485 | 0.0345 | C41 | 0.1859 | 0.0064 |
| | | | | | C42 | 0.1877 | 0.0065 |
| | | | | | C43 | 0.1930 | 0.0066 |
| | | | | | C44 | 0.1948 | 0.0067 |
| | | | | | C45 | 0.2385 | 0.0082 |
| A3 | 0.2326 | B12 | 0.1565 | 0.0364 | C46 | 0.4987 | 0.0181 |
| | | | | | C47 | 0.5014 | 0.0182 |
| | | B13 | 0.3424 | 0.0796 | C48 | 0.4750 | 0.0378 |
| | | | | | C49 | 0.5250 | 0.0418 |
| | | B14 | 0.3526 | 0.0820 | C50 | 0.2022 | 0.0166 |
| | | | | | C51 | 0.2022 | 0.0166 |
| | | | | | C52 | 0.1956 | 0.0160 |
| | | | | | C53 | 0.1844 | 0.0151 |
| | | | | | C54 | 0.2156 | 0.0177 |

## 5.6 评估指标体系信度效度检验

### 5.6.1 信度检验

利用 SPSS 进行信度检验，统计分析结果表明各项指标与总分之积差均未出现零相关或负相关，且克朗巴哈系数值为 0.952。通常认为克朗巴哈系数 > 0.9，表明评估指标体系具有较好的信度。

### 5.6.2 效度检验

先采用 SPSS 进行 KMO 和 Bartlett 球度检验，结果显示 KMO 取样适合度统计量为 0.758，且显著性 $P < 0.05$（见表 5-21）。Kaiser 给出是否适合做因子分析的 KMO 度量标准：KMO < 0.6 表示不适合、$0.6 \leqslant KMO < 0.7$ 表示尚可、$0.7 \leqslant KMO < 0.8$ 表示一般、KMO > 0.8 表示非常适合。这说明评估指标体系适合做因子分析。因子分析结果显示，抽取的 16 个公因子的累计总方差量为 72.51%，因子载荷 > 0.5，说明评估指标体系结构效度良好（见表 5-22）。

**表 5-21　KMO 和 Bartlett 检验结果**

| KMO 取样适切性量数 | | 0.758 |
|---|---|---|
| Bartlett 的球形度检验 | 上次读取的卡方 | 3579.44 |
| | 自由度 | 1431 |
| | 显著性 | 0.00 |

**表 5-22　总方差解释量**

| 组件 | 初始特征值 | | | 提取载荷平方和 | | | 旋转载荷平方和 | |
|---|---|---|---|---|---|---|---|---|
| | 总计 | 方差百分比 | 累积 | 总计 | 方差百分比 | 累积 | 总计 | 方差百分比 |
| 1 | 12.85 | 23.80 | 23.80 | 12.85 | 23.80 | 23.80 | 2.85 | 5.29 |
| 2 | 2.99 | 5.53 | 29.33 | 2.99 | 5.53 | 29.33 | 2.81 | 5.21 |
| 3 | 2.55 | 4.72 | 34.05 | 2.55 | 4.72 | 34.05 | 2.73 | 5.06 |
| 4 | 2.45 | 4.53 | 38.58 | 2.45 | 4.53 | 38.58 | 2.66 | 4.93 |
| 5 | 2.27 | 4.20 | 42.78 | 2.27 | 4.20 | 42.78 | 2.53 | 4.68 |
| 6 | 2.26 | 4.19 | 46.97 | 2.26 | 4.19 | 46.97 | 2.49 | 4.62 |
| 7 | 1.83 | 3.40 | 50.36 | 1.83 | 3.40 | 50.36 | 2.49 | 4.62 |
| 8 | 1.73 | 3.21 | 53.57 | 1.73 | 3.21 | 53.57 | 2.48 | 4.59 |
| 9 | 1.56 | 2.89 | 56.46 | 1.56 | 2.89 | 56.46 | 2.44 | 4.52 |
| 10 | 1.48 | 2.74 | 59.20 | 1.48 | 2.74 | 59.20 | 2.42 | 4.48 |
| 11 | 1.41 | 2.61 | 61.81 | 1.41 | 2.61 | 61.81 | 2.38 | 4.40 |
| 12 | 1.28 | 2.37 | 64.18 | 1.28 | 2.37 | 64.18 | 2.31 | 4.28 |
| 13 | 1.22 | 2.26 | 66.44 | 1.22 | 2.26 | 66.44 | 2.31 | 4.27 |
| 14 | 1.15 | 2.13 | 68.57 | 1.15 | 2.13 | 68.57 | 2.22 | 4.11 |
| 15 | 1.13 | 2.09 | 70.66 | 1.13 | 2.09 | 70.66 | 2.07 | 3.84 |
| 16 | 1.00 | 1.86 | 72.51 | 1.00 | 1.86 | 72.51 | 1.96 | 3.64 |

# 第6章　县级公立医院综合改革成效跟踪评估

本部分主要对江苏省样本县级公立医院的综合改革成效进行跟踪评估。首先介绍样本县级公立医院的基本情况及改革措施，运用 TOPSIS 法对样本县级公立医院的改革成效进行评估，并对评估结果进行分析和讨论。

## 6.1　样本县级公立医院基本情况及改革措施

江苏省位于大陆东部沿海，面积 10.72 万平方公里，下辖 13 个地级市，人口 7998 余万人。江苏省 13 个地级市 GDP 全部进入中国前 100 名，人均 GDP 达 9 万余元，高居中国各省之首。作为中国经济最为发达的几个省份之一，江苏医改工作也走在全国前列。本研究在对江苏省县级公立医院运行效率及其影响因素进行分析的基础上，结合各地区经济社会发展情况，分别从江苏省苏南、苏中、苏北各选取 2 个具有代表性的地区，对其县级公立医院综合改革成效进行跟踪评估。6 个代表地区分别为苏南的江阴市人民医院、高淳区人民医院，苏中的丹阳市人民医院、扬中市人民医院，苏北的赣榆区人民医院、东海县人民医院。

### 6.1.1　江阴市人民医院

（1）江阴市人民医院基本情况

江阴市地处江苏省南部，地域面积 988 平方公里，人口 124.1 万人。2015 年，江阴市实现地区生产总值 2880.9 亿元。江阴市拥有各类医疗卫生机构 573 个，开放床位 7829 张，卫生技术人员 8946 人。目前，江阴市形成以市级医院为龙头，以片区中心医院为骨干，以社区卫生服务中心、社区卫生服务站为基础，以民营医疗机构为补充的医疗卫生服务新体系。

江阴市人民医院是一所集医疗、教学、科研、预防保健、康复于一体的三级甲等综合性公立医院。现为东南大学医学院附属医院、南通大学附属医院、徐州医学院江阴临床学院、江苏省人民医院"战略合作医院"，是国家级药物临床试验机构。医院先后获得"全国百佳医院""江苏省文明单位""江苏省基本现代化医院"。同时，医院积极开展对外交流合作，先后与美国、日本、澳大利亚等国家的医院、学科建立了友好合作关系，加快了医学技术与国际先进水平接轨的步伐。

目前，医院现有职工 2300 余人，实际开放床位 2158 张，总建筑面积 20.77 万平方米，医院年门诊业务量 170 余万人次，年收治住院病人 9 万余人次。配备有直线加速器、3.0T 磁共振、DSA、256 排螺旋 CT 等一大批先进医疗设备。医院现有 45 个临床科室，17 个医技科室，43 个病区，58 个护理单元。其中，骨科和消化内科为江苏省级临床重点专科，中西医结合肿瘤科为江苏省中医临床重点专科，心血管内科、神经外科、神经内科为江苏省临床重点专科建设单位，肿瘤内科和内分泌科为无锡市临床医学重点专科，心血管内科和消化内科为无锡市护理临床重点专科。

（2）江阴市人民医院改革措施

2013 年 11 月 23 日，江阴市人民政府印发《江阴市公立医院改革方案》，标志着江阴市正式开始县级公立医院综合改革工作，江阴市人民医院具体改革措施如下：

① 调整医疗服务价格

2014 年 1 月 1 日起，医院取消药品加成，所有药品（中药饮片除外）按进价销售。取消药品加成后医院减少的合理收入，由调整医疗服务价格、政府补偿及自我消化进行弥补。在医疗服务价格调整中，降低大型检查仪器的检查费，提高体现医务人员劳务价值的费用，如诊查费、护理费、治疗费和手术费等。同时，为了不增加群众的就医负担，护理费、手术费等增加的部分都纳入了医疗保险报销。

② 建立用药监管机制

为了确保安全、合理用药，江阴市人民医院实施阳光透明用药，并制定相应的用药管理制度。将基本药物的使用情况纳入了科室和医生的绩效考核，进行动态预警，实时监控。针对每月用药量排名前十的药品进行专项讨论和评估，避免出现大处方和发生高价药回扣事件。对处方质量进行检查考核，并将考核结果进行公示，考核结果与科室及科室主任的绩效挂钩。加强对预期外及辅助用药的控制力度，并通过信息化手段加强对药品的管理。同时，医院还定期开展培训，提升医务人员对合理用药相关知识的储备及提升医务人员的职业道德素养。

③ 改进医疗服务质量

按照县级公立医院综合改革的相关要求，江阴市人民医院确定了一系列医疗服务质量评价考核标准，内容均为县级公立医院综合改革中所涉及医疗服务质量的内容，也体现了医院对医疗服务质量的高度重视。考核工作由专门成立的质量管理处专门负责，质量管理处联合各职能科室按月共同对临床及医技科室进行考核，对于考核中发现的问题及时进行总结归纳，并反馈给相关科室，以便于促进医疗服务质量的持续改进。同时，医院还制定了更加严格和规范化的临床路径来控制医疗费用的不合理增加，并将所有的临床路径进行了电子化。医院专门成立了JCI工作委员会，来持续监控医疗服务质量，加强"危急值"管理，还成立临床多学科协作团队。

④ 开展公益活动

江阴市人民医院开展了一系列公益活动，促进医院社会效益的提升。由门诊护士轮流负责，对在门诊候诊的患者及其家属进行健康教育，健康教育包括慢性病预防及其日常管理、恶性肿瘤的预防及其筛查等内容。医院设定年健康教育次数需达到120次以上。同时，医院还派遣医务人员深入到农村和社区展开义诊工作，设定每年开展100次以上义诊活动，提供健康咨询、血糖血压测量、40岁以上居民进行脑卒中高危人群的筛查和干预等服务。

### 6.1.2 高淳区人民医院

（1）高淳区人民医院基本情况

高淳区地处江苏省西南端，是南京的四大副城之一，地域面积802.8平方公里，人口43.1万人。2015年，高淳区实现地区生产总值475.61亿元。高淳区拥有各类医疗卫生机构136个，开放床位1715张、卫生技术人员2280人。

高淳区人民医院是一所集医疗、教学、科研、急救、预防保健于一体的三级综合性公立医院。现为扬州大学医学院、江苏健康职业学院附属医院、南京医科大学教学医院、江苏大学教学医院，是卫生部临床路径推进定点医院、南京市"基本现代化医院"、江苏省首批"实施患者安全目标合格医院"、全国院务公开示范点。同时，医院同第三军医大学大坪医院、南京鼓楼医院及美国Adoocat集团霍普金斯儿童医院、意大利都灵BOSCO医院等国内外一流医院建立了技术合作关系。

目前，医院现有职工1468人，开放床位1020张，总建筑面积11.5万平方米，医院年门诊业务量80万余人次，年收治住院病人4万余人次。医院现有33个临床科室，10个医技科室，25个病区，62个专家专病门诊。其中，妇产科、急诊科、重症医学科、神经内科、神经外科等14个专科是南京市重点专科。

（2）高淳区人民医院改革措施

按照国家县级公立医院综合改革试点意见及省、市卫生部门的要求，高淳区积极推进县级公立医院综合改革，围绕增强医院公益性、调动医务人员积极性、促进医疗机构可持续发展等目标，高淳区人民医院采取了一系列措施。

① 调整医疗服务价格

高淳区人民医院对所有药品（中药饮片、制剂除外）实行零差率销售，医院取消药品加成减少的收入，按照 70% 通过调整医疗技术服务价格、20% 由区级财政承担、10% 由医院内部消化解决。在医疗服务价格调整中，上调手术费、护理费等体现医务人员劳务价值的医疗服务价格；取消 CT、MRI 等大型设备价格上浮 15% 的规定；取消挂号费，将门诊挂号费、急诊挂号费和药事服务费统一合并为诊查费；取消特需病房床位费，不再区分病房等级，按病房中的床位数进行定价；取消降温取暖费。同时，高淳区人民医院积极配合区医疗保险管理部门等单位积极推进单病种付费、按床日付费等多种支付模式改革，按月对科室的"药占比""均次费用"等指标进行考核，严格控制医保患者的次均费用。

② 推行分级诊疗制度

高淳区人民医院借助"院府合作"平台，同南京医科大学第二附属医院共建医联体，依托医联体合作模式，南京医科大学第二附属医院专家定期到高淳区人民医院坐诊、查房、授课，提升医院的医疗技术水平。医院加入了南京市医学检验共享平台，与南京市 14 家三级医院共享医学检验数据，并接入南京市远程会诊平台，与南京市内的三甲医院进行远程会诊，让老百姓在家门口就能享受三甲医院的优质医疗服务。在县域内，由高淳区人民医院牵头成立了高淳区医学影像诊断中心，为辖区内乡镇卫生院提出远程读片等服务。同时，为了促进分级诊疗工作的顺利推进，高淳区人民医院选派业务骨干，兼任乡镇中心卫生院的业务副院长，全面帮扶乡镇卫生院，提升乡镇卫生院的服务能力。

③ 加强医院管理

高淳区人民医院在制定《BBMI 绩效管理方案》中列入了药占比、患者自费比例等体现医院公益性的指标，按月对科室进行考核，并将考核结果同科室月度绩效及科主任的年奖目标考核挂钩。与此同时，医院还出台《多部门共同参与的医德医风考评及结果共享实施方案》，实现医德医风考核数据多部门共享，并将其同医务人员的评优评先、医师考核、职称晋升、干部任职等挂钩。此外，医院运用 PDCA 等质量管理工具，对医院管理、医疗质量、医院服务等进行持续改进。开展"优秀服务窗口"评比活动，每月由综合办牵头督查 15 个窗口的服务质量，通过督查、曝光、考核、整改，存在的问题和投诉逐月减少。

④ 开展公益活动

高淳区人民医院积极落实特困人群"五免五减半"政策，减免尿毒症病人部分血透费用，每年开展特困人群白内障复明行动，助力特困患者脱残；医院还承担 2014 年南京青年奥运会中武术、国际马拉松等赛事的医疗保障任务。

### 6.1.3 丹阳市人民医院

（1）丹阳市人民医院基本情况

丹阳市地处长江三角洲，是镇江市下辖的一个县级市，地域面积 1047.37 平方公里，人口 81 万余人。2015 年，丹阳市实现地区生产总值 1070.45 亿元。丹阳市拥有各类医疗卫生机构 248 个，开放床位数 3412 张，卫生技术人员 4641 人。

丹阳市人民医院是一所集医疗、科研、教学、康复、预防保健于一体的三级乙等综合性公立医院。现为南通大学附属医院，苏州大学、江苏大学、东南大学、南通大学等高等院校的教学医院。医院先后获得中国卫生健康突出贡献单位、全国院务公开示范医院、江苏省患者安全目标合格医院、江苏省青年文明号等荣誉称号。医院实施科教兴院战略，启动人才轮训计划，加强同北京 301 医院等国内一流的三甲医院横向联系，同时，加强同美国、德国等国外著名医院的技术交流，不断提高医疗技术水平。

目前，医院现有职工 1321 人，实际开放床位 868 张，建筑面积 6.52 万平方米。配备有西门子 64 排 128 层螺旋 CT、菲利浦 1.5T 核磁共振、瑞典 Elekta 直线加速器等一大批先进医疗设备。医院年门诊业务量 80 万余人次，年收治住院病人 4 万余人次。医院现有 48 个临床医技及辅助科室，其中，骨科、肾内科、泌尿外科等科室为镇江市重点专科。

（2）丹阳市人民医院改革措施

按照国家县级公立医院综合改革试点意见及省、市卫生部门的要求，从 2012 年下半年开始，丹阳市积极推动县级公立医院改革工作。丹阳市人民医院具体改革措施如下：

① 实施医药价格综合改革

2013 年 1 月 1 日起，医院所有药品（中药饮片除外）取消药品加成，减少的合理收入由财政补偿 10%，自我消化 10%，其余通过调整医疗服务价格补偿。实施改革后，医院加大对科室药占比和医务人员合理用药的考核，严格控制药占比。按照"总量控制、结构调整"和"调价总量不超过药品差价总量"的原则，将挂号费、门急诊诊察费、药事服务费项目合并为诊察费，调低高值医用耗材及大型设备检查、治疗价格，并合理地调高部分体现医务人员技术劳动价值的医疗服务收费标准，以保证医疗机构提供的优质服务能够得到合理的补偿。

② 实施一体化便民服务

医院成立医疗服务部，下设一站式服务中心，将预约挂号、用药指导等服务项目进行有效整合，提高群众就医效率；建立医疗服务热线，负责服务投诉与咨询、门诊预约、出院随访、人工服务等工作。实行工作人员弹性排班制，开展无假日门诊，延长服务时间。通过开展预约诊疗、建立自助服务系统等减少患者等候时间，简化就医流程。

③ 规范医疗服务行为

建立健全医院绩效工资分配制度，明确规定个人收入不得与业务收入挂钩。开展第三方满意评价工作，为绩效考核管理提供依据。积极开展"三严控一深化"工作。严格控制药占比。医院制定科室药占比控制指标，对超过规定药占比1%，绩效奖金下浮50%，超核定药占比2%，绩效奖金下浮60%，以此类推，严格控制次均药品费用。每月对门诊和住院患者次均药品费用进行分析，对于超去年同期的给予经济处罚，严控不规范用药。对超限值处方、不合理用药等不规范医疗行为进行点评，点评结果同绩效考核挂钩，每季度对不合理用药的前3名药品品种予以暂停进药，深化抗菌药物整治。医院多次开展抗菌药物规范使用专题培训，与临床科室签订责任状，规定各科室抗菌药物使用强度，开展抗菌药物预防使用的监督检查。

④ 规范内部运行管理

医院树立"规范精细塑品牌，完善创新铸卓越"的管理理念，建立院、科、员工例会制度，医院所有工作均纳入PDCA环。加强中层干部管理培训，完善院、科两级管理制度，明确岗位职责和工作制度，进一步提高科室管理能力和科主任行政执行能力，进一步提高医院管理效率。推进信息化管理，建立以电子病历为轴线的医疗质量管理体系和以OA平台为轴线的内部管理体系。

⑤ 加强服务能力建设

推行首席主治医师制度、危重病人监管制度和联合检查制度等，有效地保障医疗安全。开设在职研究生课程班，与东南大学联合培养在职硕士研究生；建立骨干医师再培训制度，各专科骨干医师通过继续教育方式，更新知识，提高专科技术水平。派遣医务人员赴日本、美国、新加坡等地访问并进行学术交流，充分吸收国际先进理念。为了鼓励医院人员开展医学基础研究，医院投资建成生物分子实验室；为了激励医务人员开展科学研究，出台了科研奖励政策。同时，医院还与江苏省人民医院建立了技术支持合作关系，定期邀请江苏省人民医院的专家到医院进行会诊，提升医院技术水平。

### 6.1.4 扬中市人民医院

（1）扬中市人民医院基本情况

扬中市地处镇江市东部江心，由太平洲、中心沙、西沙岛、雷公岛 4 个江岛组成，地域总面积 332 平方公里，人口 34.21 万人。2015 年，扬中市实现地区生产总值 475.8 亿元。扬中市拥有各类医疗卫生机构 88 个，开放床位 1060 张，卫生技术人员 1646 人。

扬中市人民医院是一所集医疗、教学、科研、预防保健于一体的二级甲等综合性公立医院，现为南京医科大学、江苏大学的教学医院，国家级爱婴医院，下辖扬中市肿瘤研究所和扬中市急救中心。医院先后获得"江苏省医疗服务诚信执业单位""江苏省爱国卫生先进单位""镇江市文明单位""镇江市十佳医院"等荣誉称号。医院为进一步提升医疗服务水平，医院采取送出去、请进来的方法，多渠道培养专科人才，建立了较为完善的人才培养机制，鼓励科技创新及适宜新技术、新项目的引进。

目前，医院现有职工 749 人，实际开放床位 600 张，总建筑面积 5.1 平方米，医院年门诊业务量 51 万余人次，年住院病人 1.2 万余人次。配备有直线加速器、64 排螺旋 CT、DR 等一大批先进医疗设备。医院现有 33 个临床专科，15 个医技科室。其中，肿瘤科、胸外科、消化内科、肾内科、护理专业组为镇江市临床重点专科。此外，扬中市人民医院在食管癌和贲门癌手术治疗中积累了丰富经验，其独创的术式并发症发生率、死亡率低，术后 5 年生存率高，在全国得到了推广。医院同国内外 20 余所高校、科研、医疗单位主持和参与肿瘤相关研究项目 30 余项，承担国家食管癌早诊早治项目、"十一五"国家科技支撑计划重大科研项目，在上消化道恶性肿瘤防治及研究方面享有较高声誉。

（2）扬中市人民医院改革措施

扬中市在深化医药体制改革中，结合本地实际情况，确立以构建"整岛一体化"医疗卫生服务体系为目标，以组建"医疗协作中心"为抓手，全面推进县级公立医院综合改革。扬中市人民医院改革措施如下：

① 实施医药价格综合改革

2013 年 1 月 1 日起，实施"四降一提一试行"（即降低医用高值耗材价格、部分大型医用设备检查治疗价格、部分检查项目价格，提升体现医护人员劳务价值的项目收费，试行按病种付费）的医药价格综合改革，实行药品零差价销售，同时对部分收费价格进行调整。医药价格综合改革带来的药品收入减少部分，由政府补偿10%，通过政策性收费价格调整弥补80%，其余由医院加强管理，自我消化10%。

② 实施人事分配制度改革

实施全员聘用制度，医院中层管理干部全部竞争上岗；按照事业单位岗位设置要求，对医院所有技术岗位进行科学定岗、竞聘上岗，评聘分开，在岗少、人多的情况下，新晋升职称人员的聘任严格按照医院岗位设置实施方案进行评分、排序，公平、公开、公正。实施分配制度改革，将医务人员工资收入与医疗服务数量和质量、服务成本、群众满意度等挂钩，绩效奖励向临床一线倾斜，探索建立全成本核算基础上的绩效考核方案，对手术科室根据手术大小、风险等综合指标，将手术分等级，确定等级系数，进行绩效分配；实施考核制度改革，采用千分制的考核方法，把握关键节点，以精细化考核为抓手，对工作行为、数量、强度、成效等指标进行量化考核，考核结果与绩效挂钩。

③ 改善医疗服务

扬中市人民医院通过软硬件建设和提供便民服务等措施，改善医疗服务。通过引进医用高能直线加速器等医疗设备和加强临床专科建设，提升医疗技术水平，改善医疗服务质量。积极落实《江苏省改善医疗服务24条具体措施》和改善医疗服务行动计划，开展"三好一满意"活动，推行出院病人电话随访制定，并进行出院病人健康指导；实行五天半工作制；针对农村人早起习惯，门诊科室提前半小时开诊。

④ 规范诊疗行为

扬中市人民医院主要通过推行临床路径、控制医疗费用增长、加强药品使用管理及单病种结算等措施，规范医疗诊治行为。医院选取58个病种，试点推行临床路径，将所有临床路径嵌入电子病历系统中，借助HIS系统平台，对临床路径实施实时监控。制定合理用药规范，限制抗生素、中成药和辅佐药物的使用。通过制定门诊及住院患者均次费用、平均处方值、药占比等标准，并利用医院系统和绩效考核标准，合理控制医疗费用的增长服务。加强药物采购及使用管理，主要通过制定严格的新药引进规范，限制高值耗材的使用，实施药物淘汰制度，对用量排名靠前的抗生素、活血化瘀及辅助用药采取对药商进行警告直至停用，以及对当事医生进行诫勉谈话等措施来实现。

⑤ 强化医院内部管理

引入现代医院管理手段，组织开展"品管圈"活动，落实"PDCA"循环，稳步提升管理水平。改革科室运行模式，启动大输液供应新模式，探索

"零库存"模式,降低科室运行成本。推动后勤社会化改革,将门诊收费、导医、餐饮等岗位实行社会化用工,人员委托物业公司统一管理。

### 6.1.5　赣榆区人民医院

（1）赣榆区人民医院基本情况

赣榆区地处江苏省东北部,是连云港市三个主城区之一,地域总面积1363平方公里,人口116万人。2015年,赣榆区实现地区生产总值473.6亿元。赣榆区拥有各类医疗卫生机构702个,开放床位2892张,卫生技术人员3952人。

赣榆区人民医院始是一所集医疗、教学、科研、预防、急救、康复于一体的三级综合性公立医院,现为国家爱婴医院、徐州医科大学及南京医科大康达学院教学医院。医院先后被评为国家"改善服务创新医院"、省级"患者安全目标管理合格医院"、"江苏省文明医院"等。

目前,医院现有职工1372余人,实际开放床位1045张,总建筑面积12.6万平方米,医院年门诊业务量50余万人次,年收治住院病人4万余人次。配备有1.5T核磁共振、64排螺旋CT等一大批先进医疗设备。设有120急救中心、ICU重症监护病房、标准化产房等,配置高标准的腔镜中心、影像中心等。医院的神经内科、脑外科、普外科、消化内科为连云港市重点专科。

（2）赣榆区人民医院改革措施

赣榆区人民医院从启动县级公立医院综合改革工作以来,从建机制、抓管理、重考核、保质量、求实效入手,以提升医疗服务能力、实现"医院得到发展,群众得到实惠"为目的,不断改进工作机制,规范内部管理,完善绩效考核体系,优化服务流程,提高服务质量,提升社会满意度。

① 推进医院服务能力建设

赣榆区人民医院围绕卫生发展大局,以为群众提供更加便捷优质的医疗服务为目标,从基础建设、信息化建设、三级医院创建等方面不断提高医院的服务能力。

加强基础设施建设,提升服务能力。为改善就医条件,切实满足群众就医需求,根据区委、区政府整体部署,赣榆区人民医院启动了迁建工程。迁建的新医院按照三级医院标准设计建设,建筑面积12.6万平米,设计床位1200张。在布局上,把方便群众就医放在首位,体现了为民、便民宗旨。配有现代化气动物流系统、自动发药系统、分诊导医系统等,为患者提供了便捷、高效、安全的就诊环境流程。在功能设置上,注重完善配置,立足长远发展。设有120急救中心、抢救大厅、急诊重症监护室、输液大厅、影像中心、医学检验流水线、腔镜中心、消毒供应中心等；配置层流净化手术室、产房、新生儿监护和重症监护病区；设立康复治疗中心，为康复养老护理打造平台。

以信息化建设提升服务能力。全面推进医院的信息化、智能化管理，打造智慧医疗，实现医院业务流程的优化与再造；实现医院内部多网融合，建立一卡通系统，搭建远程会诊平台，将医院内部"信息孤岛"打通为"信息群岛"；建立电子病历系统、临床路径统及门诊处方点评系统等；预约、挂号、查询、交费等实现自助服务，极大地减少患者排队次数，缩短挂号、缴费、取药排队时间。

以三级医院创建提升服务能力。赣榆区人民医院启动三级医院创建，成立创建三级医院工作领导小组，把三级医院创建标准作为工作目标，逐项逐条梳理，寻找差距，细化分解任务，建立工作机制，促进各项任务序时推进。

建设人才梯队和重点专科提升服务能力。加大新技术引进、科研、教学、人才培养等工作上的投入，推进人才梯队培养和学科建设。制定高层次人才引进激励措施，吸引医疗卫生领域急需的高层次人才来本院工作。鼓励支持外出进修深造和提高学历层次，保障医疗技术水平的不断提升。按照"成熟一个、发展打造一个"的原则，大力支持发展重点专科和科学研究，推进省、市重点专科和示范中医科创建。

抓好应急急救工作提升服务能力。配套建设赣榆区 120 急救中心和母婴危症救治中心，完善应急救护体系和预案，更新 5 台救护车，设置赣榆区人民医院门河急救分站。确保赣榆区的急诊病人和危重孕产妇能够得到及时、有效的医疗救治。

② 抓好政策落实工作

赣榆区人民医院积极落实国家、省、市、区的相关改革政策，汇聚力量，着力实施改革举措，让群众享受到县级公立医院综合改革的成果。

落实好基本药物、医保政策，切实降低病人医药费用负担。按照省、市的统一部署，赣榆区人民医院积极配合物价等部门对医药价格进行前期的测算、统计和相关政策调整，取消药品加成政策，实行零差率销售，调整医疗服务价格 1500 余种。同时，严格控制目录外药品的使用，引导医务人员合理使用基本药物。执行好医保报销政策。落实处方点评制度、抗菌药物分级使用管理制度，多举措引导使用医保目录内药品。严控药占比和次均费用，做到合理用药、合理检查、合理治疗。严格落实临床路径管理，对单病种路径进行细化分解，实行分段计费管理。切实落实大病补偿政策，实行现场结报。

推行好分级诊疗制度，解决老百姓看病难的问题。积极构建首诊负责制、双向转诊、急慢分治、上下联动的分级诊疗模式。赣榆区人民医院加入了连云港市第一人民医院医疗集团，并与江苏省人民医院、南京市第一医院、北京同仁医院建立稳定合作关系，筹划组建赣榆区人民医院集团，搭建远程会诊中心。建设康复中心、现代化多功能手术室和腔镜平台，实现医疗卫生资源共享，让群众不出家门就能够享受到大医院的先进诊疗技术。

开展人事分配制度改革，激发员工的工作热情。推行岗位管理和人员聘用制度，完成公立医院岗位设置及人员聘用工作。规范院内人员调配和返聘人员管理，开展科室主任、护士长竞聘上岗工作，做到能上能下，人尽其用。以提高满意度，降低群众负担为导向，对医院绩效与成本管理进行科学评估，制定新的绩效考核办法，注重效率成本控制，加大费用控制、平均住院日、药占比、病人满意度等体现公益性和效率性指标在考核中的权重，充分调动医务人员工作积极性。

③ 提升医疗服务质量

赣榆区人民医院通过开展医疗质量内涵提升工程、丰富"人民满意医院"创建活动内涵等措施，保障医疗质量和安全，让群众得到更放心更满意的医疗服务。

开展医疗质量内涵提升工程。实施"三基三严"训练考核方案，组织专题培训与考核，提升医务人员的业务素质。严格落实医疗文书规范、手术安全核查及手术风险评估工作、手术分级管理规范等，保障医疗质量与安全。严格临床路径管理，不断扩大临床路径应用范围，促进医疗程序规范合理。加强院科两级管理。充分发挥科室管理的能动性，强化责任意识，实施临床诊疗小组制度，进一步促进住院诊疗质量管理，规范诊疗行为。

丰富"人民满意医院"创建活动内涵。开展"服务明星"评选活动，对评选优秀者绩效工资上浮全院平均绩效 20% 的奖励。弘扬正能量，树立比服务、比贡献、比医德的好风气。开展优质护理服务模式，落实护理基本制度、服务流程，注重人文关怀，提高护理质量。

深化"平安医院"创建活动。推进实施示范警务室创建，切实发挥警务室安全防卫作用，以医院信息化建设为平台，完善监控和应急报警系统，提高安全防范能力，积极落实医疗责任保险制度，所有医疗人员全部按标准购买相关保险，保障医患权益。

### 6.1.6　东海县人民医院

（1）东海县人民医院基本情况

东海县位于江苏省北部，是连云港市下辖县，地域面积 2037 平方公里，人口 122.84 万人。2015 年，东海县实现地区生产总值 393.5 亿元。东海县拥有各类卫生机构 544 个，开放床位 3021 张，卫生技术人员 3472 人。

东海县人民医院是一所集医疗、教学、科研、急救于一体的二级甲等综合性公立医院。现为徐州医学院教学医院。东海县人民医院先后与江苏省人民医院、江苏省肿瘤医院、东南大学附属中大医院、南大学附院和连云港市第一人民医院签订了技术协作协议。

目前，医院现有职工 1100 人，实际开放床位 700 张，总建筑面积 5.5 万平方米，医院年门诊业务量 45 余万人次，年收治住院病人 4.2 万余人次。配备有直线加速器、核磁共振、16 排螺旋 CT 机等一大批先进医疗设备。医院现有 20 个临床科室，22 个门诊医技科室，20 个病区。其中，眼科和检验科是连云港市临床重点专科，妇产科、神经内科、检验科、五官科和心内科被列为连云港市临床重点专科建设单位。

（2）东海县人民医院改革措施

东海县人民医院被确定为县级公立医院改革试点单位以来，按照上级有关医改的指示精神，积极做好改革试点工作，在县级公立医院改革中不等、不靠，以内涵建设为抓手，以服务树立口碑，以质量创品牌，以医德促和谐，按照"上下联动、内增活力、外加推力"的原则，坚持点面结合、突出重点，在边试边推中实现新的跨越。

① 实施医药改革

2013 年 2 月 1 日起，东海县人民医院执行新的医疗价费调整方案，药品实行零差率销售（中药饮片、制剂除外），提升体现医务人员技术劳务价值的医疗服务价格。同时，规范药品耗材采购和使用。东海县人民医院严格执行江苏省卫生厅药品集中招标政策、网上采购规定及药品价格政策，除麻醉药品、精神药品、医院制剂外全部实行网上采购。在药品采购坚持"质量优先、价格合理"原则，严格执行药品资质材料的审核规定，严格执行药品入库验收、在库养护和质量督查制度。医院按季度进行药品销量排序分析，对销量异常药品进行诫勉谈话、降价、限制销量或暂停使用等措施。严格控制抗菌药物使用，医院同各科室签订责任状，下达药占比指标，每月严格进行检查与考核，对药占比排名朝前的医生实行诫勉谈话，并给予经济处罚。

② 加强医院服务能力建设

基于医院功能定位和实际承载能力，东海县人民医院立足"强能力、提内涵、调结构"原则，提升诊疗水平，加强专科建设，优化病种结构，提高急诊急救和解决疑难病例的能力，提高综合竞争力。同江苏省人民医院、江苏省肿瘤医院、中大医院、连云港市第一人民医院签订技术支持协议，国内知名专家定期到东海县人民医院坐诊、查房、会诊、手术，让患者在家门口就享受到省级专家的诊疗服务。同时，东海县人民医院在坚持行政大查房的前提下，医疗、护理、院内感染等业务科室加强了对临床科室的专项检查，检查结果计入科室综合考核成绩。加强质控管理，相关职能科室不定期检查。通过综合管理，切实提高医疗技术水平。同时，依托东海县人民医院的技术优势，逐步建立消毒供应中心、临床检验中心、影像诊断中心，乡镇卫生院的影像检查、心电图的疑难诊断，都可以通过信息网络平台传到东海县人民医院，由值班专家给予诊断。

③ 调动医务人员积极性

东海县人民医院还积极推进符合岗位特点的人事管理制度和用人机制改革，充分调动医务人员的积极性。实行中层管理岗位"竞岗制"，按照三级医院标准设置各级各类专业技术岗位，实施职称到岗"竞聘制"。强化院、科两级管理，实现科主任在科室管理中的主导地位，同科室签订目标责任状。进一步强化运行效率和医疗成本的管理，逐步推行全成本核算，完善医院内部物流管理的信息化建设，推进医院精细化管理模式，坚持行政查房制度，帮助和引导科室主任加强科室自我管理、自我纠偏。调整医院绩效分配方案，加大费用控制、平均住院日、床位使用周转率、药占比等体现公益性和效率性指标在绩效考核中的权重。

④ 控制医疗费用

东海县人民医院通过落实合理医疗，凸显医院的公益性。落实刚性指标管理任务，划定了各科室控费"红线"，并纳入对科主任的目标管理。强化"三合理"规范的执行力度，检查检验结果互认，以抗生素和高值材料的合理使用为重点，开展了抗菌药物、功能康复药、麻醉科用药的专项治理活动，加强对药品使用总额、药占比、高值材料使用的动态监测，实行严格的奖惩制度。规范开展临床路径和单病种管理，增加临床路径和单病种管理的数量，并利用信息化手段实行规范管理，规范诊疗行为。同时，配合医保部门推进支付方式改革。在实行按病种分组床日付费的基础上，结合医院的实际情况，对产科、白内障、肛肠手术等手术病例实行费用定额管理；对肿瘤化疗、放疗实行费用限额管理。

⑤ 提升社会和群众满意度

东海县人民医院以"三好一满意"、名医、名科、名院创建和政风行风评议活动为载体，把人文关怀理念融入医疗过程中，采取了一系列提供优质服务的举措，如取消了医技检查预约制度、优化服务流程、完善便民措施等。同时，完善社会评价体系，提升患者满意度，成立第三方调查考核机构，加强出院患者一周内电话随访抽查考核力度，定期汇总分析，督促整改。召开行风监督员会议，多渠道收集患者意见和建议，及时汇总反馈。

## 6.2　样本县级公立医院综合改革成效跟踪评估

### 6.2.1　评估方法

1981 年，C L H Wang 和 K Yoon 提出 TOPSIS 法。TOPSIS 法需要在各备选方案中确定一个正理想解和负理想解，选出距离正理想解最近且距离负理想解最远的方案作为最优方案。分别计算评价对象与正、负理想解的距离，并将此作为评价方案与最优方案的相对接近程度值（CI 值），依据 CI 值大小判定评价方案的优劣。TOPSIS 法具有方法简单，结构合理，应用灵活，可以充分利用原始数据，对数据分布类型、样本数量、指标数量无严格要求等优点。TOPSIS 法计算步骤如下。

（1）建立初始决策矩阵

若有 $i$ 个评估对象，$j$ 个评价指标，则可得一个 $i$ 行、$j$ 列的初始数据矩阵 $X$，即

$$X = \begin{bmatrix} X_{11} & \cdots & X_{1j} \\ \vdots & & \vdots \\ X_{i1} & \cdots & X_{ij} \end{bmatrix}$$

（2）构建归一化决策矩阵

构建归一化的决策矩阵分为两步：首先要对原始数据进行同趋势化；在此基础上，在对原始决策矩阵进行归一化处理。

① 指标同趋势化

选取的评估指标中，有的指标希望其值越大越好，即高优指标；有的指标希望其值越小越好，即低优指标；还有部分指标希望其值保持在一定的范围内，即适度指标。评估中需将低优指标、适度指标转化为高优指标，使得指标的变化方向相同。转化方法为：若低优指标为绝对数，采用倒数法（$1/X$）；若指标为相对指标，采用差值法（$1-X$）。对于适度指标，按样本个数求出该指标的均值，若60%的指标值大于其均值即为高优指标，否则作为低优指标。

② 指标归一化

为了消除指标量纲不同对评估结果的影响，需对趋势变化后的初始决策矩阵进行归一化，归一化的公式为

$$Z_{ij} = \frac{X_{ij}}{\sqrt{\sum\limits_{i=1}^{n} X_{ij}^2}} （原始指标为高优指标）$$

$$Z_{ij} = \frac{X_{ij}'}{\sqrt{\sum\limits_{i=1}^{n} (X_{ij}')^2}} （原始指标为低优指标）$$

归一化处理后建立归一化矩阵 $\boldsymbol{Z}$，即

$$\boldsymbol{Z} = \begin{bmatrix} Z_{11} & \cdots & Z_{1m} \\ \vdots & & \vdots \\ Z_{n1} & \cdots & Z_{nm} \end{bmatrix}$$

（3）确定最优、最劣方案

由归一化的矩阵 $\boldsymbol{Z}$ 可得最优方案 $\boldsymbol{Z}^+$ 和最劣方案 $\boldsymbol{Z}^-$。若将初始矩阵全部转化为高优指标，则

最优方案为 $\boldsymbol{Z}^+ = (Z_{1m}^+, Z_{2m}^+, \cdots, Z_{im}^+)$

最劣方案为 $\boldsymbol{Z}^- = (Z_{i1}^-, Z_{i2}^-, \cdots, Z_{im}^+)$

式中，$i = 1, 2, \cdots, n$；$j = 1, 2, \cdots, m$；$\boldsymbol{Z}^+$ 表示第 $i$ 个评估对象在第 $j$ 个指标上的最大值，$\boldsymbol{Z}^-$ 表示最小值。

① 确定每个评估对象指标值同最优方案和最劣方案的欧式距离。计算公式为

$$D_i^+ = \sqrt{\sum\limits_{j=1}^{m} [w_j(Z_{ij} - Z_j^+)]^2}$$

$$D_i^- = \sqrt{\sum\limits_{j=1}^{m} [w_j(Z_{ij} - Z_j^-)]^2}$$

② 计算各评估对象与最优方案和最劣方案的 $CI$ 值。计算公式为

$$CI = \frac{D_i^-}{D_i^+ + D_i^-}$$

计算得到的 $CI$ 值在 $0 \sim 1$ 之间，$CI$ 值越大，说明评估对象越靠近最优方案；相反，则说明评估对象越靠近最劣方案。

### 6.2.2 评估结果

县级公立医院综合改革成效评估指标体系中，高优指标 39 个，低优指标 12 个，适度指标 3 个。其中，3 个适度指标根据确定的指标同趋势化规则，3 个适度指标全部按低优指标进行同趋势化。按照 TOPSIS 法计算步骤，对江阴市人民医院、高淳区人民医院、丹阳市人民医院、扬中市人民医院、赣榆区人

民医院、东海县人民医院的综合改革成效进行跟踪评估。

（1）纵向评估结果

江阴市人民医院在 2014 年才开始推进县级公立医院改革，故对江阴市人民医院的综合改革成效跟踪评估只评估 2014 年与 2015 年。除经济指标评估结果外，2015 年的总体评估结果、发展指标评估结果、公益指标评估结果均优于 2014 年的评估结果（见表 6-1）。

表 6-1　2013—2015 年江阴市人民医院综合改革跟踪评估结果（*CI* 值）

| 维度 | 2013 年 | 2014 年 | 2015 年 |
|---|---|---|---|
| 总体评估结果 | — | 0.4952 | 0.6328 |
| 发展指标评估结果 | — | 0.4617 | 0.5383 |
| 公益指标评估结果 | — | 0.4372 | 0.7821 |
| 经济指标评估结果 | — | 0.6724 | 0.5763 |

高淳区人民医院综合改革成效 *CI* 值 2015 年最高，为 0.5388；2014 年最低，为 0.294。分为维度来看，发展指标 *CI* 值 2015 年最高，为 07437；2013 年最低，为 0.298。公益指标 *CI* 值 2013 年最高，为 0.6187；2014 年最低，为 0.2387。经济指标 *CI* 值 2015 年最高，为 0.6253；2013 年最低，为 0.158（见表 6-2）。

表 6-2　2013—2015 年高淳区人民医院综合改革跟踪评估结果（*CI* 值）

| 维度 | 2013 年 | 2014 年 | 2015 年 |
|---|---|---|---|
| 总体评估结果 | 0.5028 | 0.2940 | 0.5388 |
| 发展指标评估结果 | 0.2980 | 0.3113 | 0.7437 |
| 公益指标评估结果 | 0.6187 | 0.2387 | 0.4585 |
| 经济指标评估结果 | 0.1580 | 0.4108 | 0.6253 |

丹阳市人民医院综合改革成效 *CI* 值 2013 年最高，为 0.5589；2014 年最低，为 0.3098。分为维度来看，发展指标 *CI* 值 2015 年最高，为 0.7376；2013 年最低，为 0.0764。公益指标 *CI* 值 2013 年最高，为 0.5648；2014 年最低，为 0.2414。经济指标 *CI* 值 2013 年最高，为 0.6511；2015 年最低，为 0.3439（见表 6-3）。

表6-3 2013—2015年丹阳市人民医院综合改革跟踪评估结果（*CI*值）

| 维度 | 2013年 | 2014年 | 2015年 |
| --- | --- | --- | --- |
| 总体评估结果 | 0.5589 | 0.3098 | 0.5419 |
| 发展指标评估结果 | 0.0764 | 0.7367 | 0.7376 |
| 公益指标评估结果 | 0.5648 | 0.2414 | 0.5551 |
| 经济指标评估结果 | 0.6511 | 0.6068 | 0.3439 |

扬中市人民医院综合改革成效*CI*值2015年最高，为0.5951；2014年最低，为0.3695。分为维度来看，发展指标*CI*值2015年最高，为0.7194；2013年最低，为0.2738。公益指标*CI*值2015年最高，为0.5817；2013年最低，为0.359。经济指标*CI*值2013年最高，为0.5938；2014年最低，为0.3101（见表6-4）。

表6-4 2013—2015年扬中市人民医院综合改革跟踪评估结果（*CI*值）

| 维度 | 2013年 | 2014年 | 2015年 |
| --- | --- | --- | --- |
| 总体评估结果 | 0.3695 | 0.4192 | 0.5951 |
| 发展指标评估结果 | 0.2738 | 0.4363 | 0.7194 |
| 公益指标评估结果 | 0.3590 | 0.4292 | 0.5817 |
| 经济指标评估结果 | 0.5938 | 0.3101 | 0.4110 |

赣榆区人民医院综合改革成效*CI*值2013年最高，为0.5673；2014年最低，为0.4315。分为维度来看，发展指标*CI*值2015年最高，为0.6283；2013年最低，为0.365。公益指标*CI*值2013年最高，为0.6462；2014年最低，为0.3559。经济指标*CI*值2014年最高，为0.5372；2015年最低，为0.4798（见表6-5）。

表6-5 2013—2015年赣榆区人民医院综合改革跟踪评估结果（*CI*值）

| 维度 | 2013年 | 2014年 | 2015年 |
| --- | --- | --- | --- |
| 总体评估结果 | 0.5673 | 0.4315 | 0.5275 |
| 发展指标评估结果 | 0.3650 | 0.5546 | 0.6283 |
| 公益指标评估结果 | 0.6462 | 0.3559 | 0.5204 |
| 经济指标评估结果 | 0.5064 | 0.5372 | 0.4798 |

东海县人民医院综合改革成效*CI*值2013年最高，为0.4809；2014年最低，为0.3863。分为维度来看，发展指标*CI*值2015年最高，为0.5106；2014

年最低，为 0.1461。公益指标 *CI* 值 2013 年最高，为 0.5457；2014 年最低，为 0.4463。经济指标 *CI* 值 2014 年最高，为 0.4604；2013 年最低，为 0.4207（见表 6-6）。

表 6-6　2013—2015 年东海县人民医院综合改革跟踪评估结果（*CI* 值）

| 维度 | 2013 年 | 2014 年 | 2015 年 |
|---|---|---|---|
| 总体评估结果 | 0.4809 | 0.3863 | 0.4633 |
| 发展指标评估结果 | 0.4894 | 0.1461 | 0.5106 |
| 公益指标评估结果 | 0.5457 | 0.4463 | 0.4558 |
| 经济指标评估结果 | 0.4207 | 0.4604 | 0.4312 |

（2）横向评估结果

由于各地区县级公立医院综合改革推行时间不一，各项改革政策开始时间也不一，所以在进行横向比较时，只比较 2015 年各家县级公立医院综合改革成效。通过对江阴市人民医院、高淳区人民医院、丹阳市人民医院、扬中市人民医院、赣榆区人民医院、东海县人民医院评估结果对比发现：2015 年，扬中市人民医院综合改革成效 *CI* 值最高，综合改革成效最好。分维度来看，江阴市人民医院发展指标 *CI* 值最高，东海县人民医院发展指标 *CI* 值最低；扬中市人民医院公益指标 *CI* 值最高，丹阳市人民医院公益指标 *CI* 值最低；高淳区人民医院经济指标 *CI* 值最高，赣榆区人民医院经济指标 *CI* 值最低（见表 6-7）。

表 6-7　2015 年 6 家县级公立医院综合改革成效评估结果（*CI* 值）

| 维度 | 江阴市人民医院 | 高淳区人民医院 | 丹阳市人民医院 | 扬中市人民医院 | 赣榆区人民医院 | 东海县人民医院 |
|---|---|---|---|---|---|---|
| 总体评估结果 | 0.4769 | 0.4228 | 0.3528 | 0.4992 | 0.3903 | 0.4139 |
| 发展指标评估结果 | 0.7743 | 0.5851 | 0.6858 | 0.3930 | 0.2889 | 0.2720 |
| 公益指标评估结果 | 0.4957 | 0.3011 | 0.2811 | 0.5181 | 0.4292 | 0.4663 |
| 经济指标评估结果 | 0.5101 | 0.6111 | 0.3568 | 0.4710 | 0.2281 | 0.2408 |

## 6.3　样本县级公立医院评估结果分析

### 6.3.1　各维度评估结果分析

（1）发展指标

江阴市人民医院发展指标 *CI* 值呈上升趋势。与 2014 年相比，除在职医生数、在职护士数、年出院人数略微下降外，其余各项指标均有不同的程度的提升，这说明江阴市人民医院在资源配置、专科建设、科研能力等方面的改革取得了一定成效。资源配置上，医院所拥有的资源有不同程度提升，在职医生数稳定在 730 人左右，在职护士数稳定在 1150 人左右，10 万元以上设备台数增加了 78 台，实际开放床位数稳定在 2100 张左右，中高级职称卫生技术人员占比增加了 2.87%。专科建设上，市级及以上重点专科数增加了 1 个，能够开展的二、三类医疗技术增加了 12 项，三、四级手术比例增加了 4.72%。科研能力上，发表的 SCI、中华类论文数均有不同程度增加。

高淳区人民医院发展指标 CI 值呈上升趋势，年均增长率为 26.35%。与 2013 年相比，除在职医生数，年中华系列期刊论文数，所开展的三、四级手术比例及年派出进修学习人员数有所下降外，其余各项指标均有不同程度提升，说明高淳区人民医院在资源配置、医疗服务数量、专科建设等方面改革取得了一定的成效。资源配置上，在职护士人数增加了 23 人，10 万元以上设备台数增加了 27 台，中高级职称卫生技术人员占比增加了 4.37%。专科建设上，市级以上重点专科数增加了 6 个，能够开展的二、三类医疗技术增加了 14 项。

丹阳市人民医院发展指标 CI 值呈上升趋势，年均增长率为 129.32%。与 2013 年相比，除承担的省部级及以上项目、中华系列杂志论文数保持不变外，其余各项指标均有不同的程度提升，说明丹阳市人民医院在资源配置、医疗服务数量、专科建设等方面改革取得了一定的成效。资源配置上，在职医生数与护士数分别增加 129 人、36 人，10 万元以上设备台数增加了 61 台，实际开放床位数稳定在 870 张左右，中高级职称卫生技术人员占比稳定在 40% 左右。

扬中市人民医院发展指标 CI 值呈上升趋势，年均增长率为 37.99%。与 2013 年相比，除中高级卫生技术人员占比、承担的省部级及以上课题数有所下降外，其余各项指标均有不同程度的提升，说明扬中市人民医院在资源配置、医疗服务数量、专科建设等方面改革取得了一定的成效。资源配置上，在职医生数与护士数分别增加 10 人、14 人，10 万元以上设备台数增加了 5 台，实际开放床位数稳定在 600 张左右。专科建设上，市级及以上重点专科数增加了 3 个，能够开展的二、三类医疗技术增加了 6 项。

赣榆区人民医院发展指标 CI 值呈上升趋势，年均增长率为 19.85%。与 2013 年相比，除市级以上重点专科数，开展的二、三类医疗技术数保持不变，以及中高级职称卫生技术人员占比、年门急诊人次、年住院病人手术量有所下降外，其余各项指标均有不同程度提高，说明赣榆区人民医院在资源配置、科研能力等方面改革取得了一定的成效。资源配置上，在职医生数与护士数分别增加 30 人、52 人，10 万元以上设备台数增加了 32 台，实际开放床位数稳定在 1000 张左右。科研能力上，发表的 SCI、中华类论文数均有不同程度增加。

东海县人民医院发展指标 *CI* 值呈上升趋势，年均增长率为 1.42%。与 2013 年相比，除年出院人数、年住院病人手术量、承担的省部级及以上项目、年派往上级医疗机构培训人员人数有所下降外，其余各项指标均有不同的程度的提升，说明东海县人民医院在资源配置、专科建设等方面改革取得了一定的成效。资源配置上，在职医生数与护士数分别增加 46 人、561 人，10 万元以上设备台数增加了 12 台，实际开放床位数稳定在 800 张左右，中高级职称卫生技术人员占比稳定在 40% 左右。专科建设上，市级以上重点专科增加了 5 个，能够开展的二、三类医疗技术增加了 55 项。

从 6 家医院的发展指标评估结果来看，发展指标 *CI* 值呈上升趋势，说明通过县级公立医院综合改革，各医院所拥有的人财物等资源，医疗服务数量，重点专科建设以及看大病、解难症的水平均有不同程度的提升。实地调研得知，虽然医院在职医生数、在职护士数有不同程度的增长，各医院反映要进一步提升服务能力与效率面临的最大障碍仍是人才问题，县级公立医院在毕业生招聘以及人才引进上处于劣势。同时，人社局等部门组织的统一招聘，周期长，最终确定是否录用要等到毕业生毕业后，而依据医学生就业规律，优秀毕业生多数已在实习期（毕业前半年）就已经签订了就业合同。

（2）公益指标

公益指标 *CI* 值变化趋势与总体评估结果变化趋势保持一致，表明公益指标在县级公立医院综合改革中扮演着重要的角色。这符合让公立医院回归公益性的改革目标。专家对指标权重的打分结果也验证了这一点，公益指标权重最大。县级公立医院在综合改革中要注重公益目标的实现程度。

江阴市人民医院公益指标 *CI* 值呈上升趋势。2015 年，部分高优指标值高于 2014 年且部分低优指标值降低，导致 2015 年公益指标 *CI* 值上升。这说明江阴市人民医院在县级公立医院综合改革过程采取的用药监管机制、改善医疗质量、实施惠民工程等措施，使得医院的公益性不断增强。

高淳区人民医院公益指标 *CI* 值呈先下降后上升趋势，2014 年公益指标 *CI* 值出现明显下降。低优指标中医疗事故、住院患者次均自付费用较高，导致医疗服务质量和次均费用两方面得分较低。随着高淳区人民医院进一步采取措施，加强医院内部管理，提升医疗服务质量与效率，控制医疗费用的不合理增长，医院公益性不断增强。

丹阳市人民医院公益指标 *CI* 值呈先下降后上升趋势，2014 年公益指标 *CI*

值出现明显下降。丹阳市在改革中提出县域内就诊率提高到90%左右，医院收治的疑难重症患者增多，加之改革刚起步，医院在人才、技术以及专科能力上实力偏弱，导致医疗事故增加，患者就医负担增加；同时，医院为困难患者减免的医疗费用高达到170余万元，为五年内最高值，加重了医院负担。这些因素导致医院2014年公益指标 *CI* 值明显下降。

扬中市人民医院公益指标 *CI* 值呈上升趋势，年均增长率为17.46%，说明扬中市人民医院改善医疗服务、强化医院内部管理等措施产生了积极效果，确保医院公益性不断增强。但在2015年，低优指标中住院患者次均费用、住院患者次均药品费、住院患者次均自付费用均达到近三年最高，若不采取合理措施，可能会影响医院公益指标 *CI* 值得分的进一步提升。

赣榆区人民医院公益指标 *CI* 值呈先下降后上升趋势，2014年公益指标 *CI* 值出现明显下降。低优指标中医疗事故数较高，同时，高优指标中入院与出院诊断符合率、危急重症患者抢救成率较低，导致医疗服务质量方面得分较低，随着医院深入开展医疗质量内涵提升工程，进一步提升医疗服务质量，规范诊疗行为，医院公益性不断增强。

东海县人民医院公益指标 *CI* 值存在一定波动，2013年公益指标 *CI* 值处于三年最低水平。高优指标中出院病人平均住院日、急危重病人抢救成功率、门急诊患者满意度、住院患者满意度较低，导致医疗服务效率与质量以及满意度这三方面得分较低，随着县级公立医院综合改革的深化，医疗服务质量与效率得到提升；通过将人文关怀理念融入医疗过程以及完善社会评价体系，患者满意度不断提升。

从6家医院的公益指标评估结果来看，公益指标 *CI* 值整体呈上升或先下降后上升趋势，说明各医院在改革中采取的改善患者就医体验、改善医院管理模式、规范医疗服务行为等措施，一定程度上提升医疗服务质量与效率、提升患者满意度、控制了医疗费用的不合理增长。但需要注意的是，6家医院向下级医疗机构转诊人次较少，而下级医疗机构向医院转诊人次较多，仍然存在"上转容易下转难"。一方面县级公立医院对于双向转诊无动力，部分医院床位超负荷运转，加之基层医疗机构服务能力不足，接不住医院的下转病人；另一方面医院与基层医疗机构间信息不连通，给双向转诊带来了困难。

（3）经济指标

江阴市人民医院经济指标 *CI* 值呈下降趋势。2015年，高优指标中人员经费支出占比下降，导致医院收入方面得分较低。此外，医院收支结余率下降，医院面临着亏损危机。

高淳区人民医院经济指标 *CI* 值呈上升趋势。医院医疗服务价格调整政策有序开展，政府对县级公立医院的财政投入增加；医务人员的基础性绩效与奖励性绩效逐年增加，有利于医务人员积极性的调动；低优指标中药占比、百元医疗收入中卫生材料费不断下降，医院支出结构得到了优化。但也要注意到，医院收支结余率下降，正面临亏损危机。

丹阳市人民医院经济指标 *CI* 值波动明显，2015 年明显下降。2015 年，低优指标中药占比较高，导致医院收入方面得分较低；同时高优指标中收支结余率较低，导致经济效率方面得分较低。而造成经济指标 *CI* 值明显波动，主要是由于医院每年获得丹阳市的财政基本经费拨款仅为 230 万元，基本经费补助偏低。医院取消药品加成后减少的收入，由自我消化 10%、政府财政补偿 10%、剩余 80% 通过调整医疗服务价格补偿。由政府财政补偿的 10% 已纳入市财政预算并拨付到位。但医疗服务价格调整的总量不超过药品差价总量，而医院承担的差价部分难以完全消化。取消药品加成使得医院营利能力下降，通过医疗服务价格调整增加的收入有限。同时，病人对于就医环境及医疗服务的要求提高，增大了医院的成本。此外，随着工资改革、职工社保金缴费标准和缴费比例的大幅提高、医保超总控损失，医院收支结余减少，正面临亏损危机。

扬中市人民医院经济指标 *CI* 值波动明显，2014 年明显下降。2014 年，高优指标中人员经费支出占比较低，导致医院支出方面的得分较低，同时低优指标中资产负债率较高，导致经济效率方面得分较低。而造成经济指标 *CI* 值明显波动，主要是由于国家和省级财政专项资金能够落实到位，但市级财政对医院基建费用、大型医疗设备采购费用、离退休人员工资等均未补偿到位。由于政府补偿不到位，医院历史债务化解和发展经费难以得到保障。

赣榆区人民医院经济指标 *CI* 值呈先上升后下降趋势，2015 年明显下降。低优指标中资产负债率较高，且高优指标中收支结余率下降，导致经济效率方面得分较低。此外，资产负债率上升，收支结余率减少，不利于医院的健康可持续发展。

东海县人民医院经济指标 *CI* 值存在一定波动，2015 年有一定下降。2015 年，低优指标中药占比、百元医疗收入中卫生材料费较高，同时高优指标中人员经费支出占比较低，导致医院支出方面得分较低。而造成经济指标 *CI* 值存在一定波动的原因是政府对于县级公立医院的财政投入不足，有的年份甚至为零投入，政府责任缺失。

从 6 家医院的经济指标评估结果来看，经济指标 *CI* 值存在波动。部分年份药占比较高；医疗服务价格调整总量不超过药品差价总量，通过调整医疗服务价格来提高医院收入的空间不大；地方政府对县级公立医院财政投入和补助落实不到位，历史债务的化解和医院发展经费难以保障；医院收支结余率较低，正面临亏损危机。

### 6.3.2 评估结果总体分析

（1）横向评估结果总体分析

2015 年，6 家县级公立医院综合改革成效 $CI$ 值分别为 0.4769、0.4228、0.3528、0.4992、0.3903、0.4139，与距离最优值仍有一定差距，需要对前期的改革进行总结，发现存在问题，并借鉴典型地区的先进经验，进一步深化改革。

按 $CI$ 值由高到低进行排序，分别为扬中市人民医院、江阴市人民医院、高淳区人民医院、东海县人民医院、赣榆区人民医院、丹阳市人民医院。排序结果一定程度上表明，虽然经济发展可为县级公立医院综合改革提出充实的经济基础，但并不是经济发达城市的县级公立医院综合改革成效就一定优于相对欠发达城市。分地区来看，苏南地区 2 家县级公立医院综合改革成效评估的总体结果优于苏中地区，而苏中地区优于苏北地区，所得结果与实地调研所获各地区的实际情况基本吻合，也说明所构建的县级公立医院综合改革评估指标体系一定程度是准确的，能够运用于对各地区县级公立医院综合改革成效进行跟踪评估，也为提出针对性的对策建议奠定了基础（见表6-8）。

表6-8　6 家县级公立医院综合改革成效排序

| 地区 | 医院（排序） | $CI$ 值 | 均值 |
|------|------------|--------|------|
| 苏南 | 江阴市人民医院（2） | 0.4769 | 0.4499 |
|      | 高淳区人民医院（3） | 0.4228 | |
| 苏中 | 丹阳市人民医院（6） | 0.3528 | 0.4260 |
|      | 扬中市人民医院（1） | 0.4992 | |
| 苏北 | 赣榆区人民医院（5） | 0.3903 | 0.4021 |
|      | 东海县人民医院（4） | 0.4139 | |

（2）纵向评估结果总体分析

6 家县级公立医院综合改革成效 $CI$ 值明显波动，基本呈现先下降后上升的趋势。评估结果的变动趋势与改革进程一致。2012 年，县级公立医院综合改革试点，推行取消药品加成等措施，以药补医政策逐步退出历史舞台，改革取得一定成效。随着改革深入，功能定位、公益性不足、内部管理体制等深层次矛盾凸显，改革遇到了一定困难，深层次矛盾抵消了改革成效。2015 年，县级公立医院综合改革全面推开，加之《全国医疗卫生服务体系规划纲要 2015—2020 年》（国办发〔2015〕14 号）、《控制公立医院医疗费用不合理增长的若干意见》（国卫体改发〔2015〕89 号）等文件的出台，明确各级医院功能定位，控制医疗费用的不合理增长等，深层次矛盾逐步化解，县级公立医院综合改革成效不断凸显。在县级公立医院综合改革过程中，要确保改革政策的跟进，及时解决出现的新情况。

评估结果明显波动，说明改革成效与问题并存。通过改革，县级公立医院可持续发展能力增强，医院拥有的人财物资源、医疗服务数量等均有不同程度提升；县级公立医院公益性增强，医疗服务质量与效率等有所提升，医疗费用不合理增长得到控制，患者满意度提升，医院社会责任增强；县级公立医院取消了药品加成，扭转了以药补医机制，医院药占比、百元医疗收入中卫生材料费等被控制在较低水平。同时，改革也还存在一些问题。县级公立医院在人才招聘与引进上处于劣势地位，县级公立医院待遇水平偏低、发展前景有限，导致人员流动性大，县级公立医院优秀人才缺乏；地方政府对县级公立医院财政投入不到位，补偿机制不完善；分级诊疗制度推进缓慢，县级公立医院基于自身利益考虑、基层医疗机构服务能力不足、信息不共享、用药目录不匹配等造成"上转容易下转难"；医疗服务价格调整总量不超过药品差价总量，通过调整医疗服务价格来提高医院收入的空间不大，医疗服务价格调整不到位；收支结余率下降，使医院面临亏损危机。

# 第7章　县级公立医院综合改革发展对策

## 7.1　增强医院可持续发展能力

### 7.1.1　合理配置医疗卫生资源

　　一个国家或者地区所拥有的卫生资源是有限的，随着社会经济的发展，人民群众的医疗卫生服务需求不断增长，这就要求政府和相关部门必须充分考虑如何配置和优化卫生资源。同时，科学合理配置卫生资源是深化医药卫生体制综合改革的目标之一，也是解决"看病难、看病贵"问题的重要途径之一。无论是运行效率评价，还是综合改革成效评估，都反映了江苏省医疗卫生资源配置不合理的现实状况。对于合理配置医疗卫生资源，可以从两方面着手：一方面，江苏省苏南、苏中、苏北地区县级公立医院的规模、技术水平等方面都存在巨大差异，随着"健康中国"的推进及人民群众健康意识增强，苏中和苏北地区人民群众对于医疗卫生服务的选取需求不断增加，而苏北地区的县级公立医院无论是拥有的卫生资源还是医疗技术水平，都处于劣势地位；在进一步深化县级公立医院综合改革过程中，要立足于实际情况，统筹考虑江苏省的医疗卫生资源，对苏中、苏北地区进行适当的政策倾斜，支持苏中、苏北地区县级公立医院的发展。另一方面，在县域范围内，各地方政府在推进县级公立医院综合改革过程中，各地区要做好区域卫生规划，立足于满足县域内群众基本医疗卫生服务需求，通盘考虑县域内的医疗卫生资源，合理配置县级公立医院及基层医疗卫生机构间的医疗卫生资源，避免县级公立医院出现规模的不合理扩张。

　　此外，合理的医保财政预算制度可以有效调整资源配置结构，引导医保财政转移支付，促进基层医疗卫生事业的发展，不仅满足了基层居民的基本就医需求，也可以促进居民健康水平的提升。研究显示，通过行政手段抑制城市公立医院医疗费用预算可以在一定时间内降低居民医疗费用，长此以往将会导致患者门诊、住院检查检验收入比重持续上升，参保人员自费费用的进一步上涨。而基层医疗卫生资源总量不足仍是现阶段我国医疗卫生资源发展不均衡的主要原因，也是医药卫生体制改革的重点方向，在经济发展新常态的背景下如何"调整结构、优化效率"将有限的医疗卫生资源发挥出最大的效用值得进一步探索和思考。

因此，政府部门在调控医疗卫生资源配置过程中需发挥统筹协调角色。一是注重预算绩效评价，从微观层面，强化预算费用当期控制效果，对医疗费用控制较好的医院加大总额预算，对预算费用控制效果不理想的医院，根据其超支额度给予相应的制约，控制其下一年的总额预算总费用；从宏观角度、制度设计层面应当注重对预算费用进行评价和改进，对不同层次的结余额度和超支额度制定相应的补偿措施和制约机制，严格控制医疗费用的不合理上涨。二是优化主体制约机制，首先，对医疗服务的需求方应当予以约束，对参保人员在定点医院住院期间合理治疗发生的自费部分予以保障，对不合理的自费部分由个人全部承担，以避免患者的过度医疗需求；其次，对医疗服务的供给方制定相应的制约机制，设定不同等级医院自费费用比重的合理范围，定期进行考核，避免医生的过度诱导需求；最后，调整医务人员薪资结构，体现医务人员劳动回报，彰显医务人员技术价值，从另一个角度缓解患者"看病贵"问题。三是促进基层能力建设，将基层卫生服务工作、慢病管理工作、双向转诊等一系列可考量的、有相关政策规定的工作与社区医护人员的实际工作绩效相挂钩，对公共卫生服务、医疗服务开展较好、双向转诊率符合政策规定的社区给予政策倾斜和加大预算投入力度，保障基层医疗卫生事业发展。

### 7.1.2　完善人才招聘政策

由于事业单位人事管理制度的束缚，县级公立医院在人才招聘引进上存在诸多束缚，为解决县级公立医院优秀人才缺乏的现状，进一步提升医疗服务的质量与效率。首先，要建立以聘用制度和岗位管理制度为主要内容的人事管理制度，加大医疗机构的用人自主权，由医院从实际需求出发，确定报考条件，建立灵活的用人机制，下放人事招聘权力，简化招聘流程，由医院自主定岗、自主聘用，使具备优秀专业素质的人才和医院急需的人才能够得到及时补充。其次，卫生行政部门及政府相关部门要进一步加大人才引进的政策和资金支持力度，提高引进人才的待遇，让引进的人才安心扎根于县级公立医院，为县域内居民服务。同时，也要为招聘的人才提供职业发展通道，可根据"学历、工龄、病历质量、科研成果"等客观指标进行积分，实行岗位等竞聘。最后，要为医务人员营造良好的执业环境，完善医疗职业保险制度，妥善处理医疗纠纷，贯彻落实《关于进一步做好维护医疗秩序工作的通知》（国卫医发〔2016〕10 号）中的精神，严厉打击敲诈、勒索、恐吓、打骂医务人员的违法犯罪活动，依法处理杀医伤医案件，切实维护医疗秩序，创造良好的医疗执业环境。

### 7.1.3 化解县级公立医院历史债务

由于政府补偿有限，县级公立医院历史债务化解经费难以保障，为了医院的健康可持续发展减负，政府应当积极为医院化解历史债务。各级政府应根据实际共同制定相应的方案，以解决县级公立医院的历史债务问题，将医院符合规定的历史债务纳入政府债务平台进行管理。对于经营状况良好，负债较轻的医院，可由政府和医院按比例共同负担，化解医院的历史债务；对于经营状况较差，负债较重的医院，由各级政府财政承担，落实政府责任。通过采用差异化的政策，可以促进医疗卫生资源的合理分配，积极化解医院历史债务，也有利于促进县级公立医院健康可持续发展。因此，政府可以通过在落实财政补偿政策的基础上对县级公立医院实行减压放权，减轻县级公立医院承担的公共负担、债务负担和相应历史负担，进一步完善医疗服务的定价机制，减少医院政策性亏损。同时，政府要化解县级公立医院债务，降低还款利息，对县级公立医院执行公益性事业的成本进行合理补偿。

同时，PPP 模式（政府和社会资本合作模式）作为一种在国外医疗卫生领域及国内基础设施等方面广泛应用的模式，产生了良好的效果。县级公立医院除了依靠政府化解历史债务问题外，也可采用引入社会资本的方式。这不仅可以拓宽县级公立医院的融资渠道，减轻政府的财政压力，还利于形成投资主体与投资方式多元化的办医体制，形成多元化的办医格局。在引入社会资本进入医疗卫生领域时，政府也要完善相关法律法规和加强监管，为社会资本参与县级公立医院 PPP 项目提供一个良好制度环境。

## 7.2 强化医院的公益性

### 7.2.1 落实地方政府财政投入责任

增加政府财政投入和完善利益激励机制是推动县级公立医院改革目标实现的基础保障。访谈中得知，在全面取消"以药补医"政策后，由于政府相应的财政补偿不能及时到位使得县级公立医院收入减少和业务收入结构发生改变。此时，县级公立医院管理者为维护医疗机构运营发展和调动员工的积极性，会相应增加检查、检验等方面的医疗费用，造成部分医疗服务项目费用不合理增长。此外，由于政府财政投入减少，县级公立医院管理者参与医疗机构改革的积极性降低，为了获取更多的利润回报，县级公立医院管理者会通过增加自身规模来吸纳更多的患者，从而提升业务量，但这将进一步加剧医疗卫生服务体系的碎片化程度和改革难度。因此，政府需通过多种政策间的协调作用重视县级公立医院补偿政策的生态环境建设，维护县级公立医院规范运营和调动其参与社会公益事务和参与医药卫生体制改革的积极性、稳定性、可持续性。

完善县级公立医院的补偿机制，避免医院为生存发展而客观存在的逐利行为，让医院回归公益性。县级公立医院综合改革中，国家和省级财政专项资金能够及时落实到位，地方财政对于县级公立医院的基本经费补助偏低，对医院基建费用、大型设备采购费用、离退休人员工资等的补偿均未落实到位。地方政府要建立长效、稳定的财政投入机制，落实投入责任，加大对医改的投入力度，合理确定医院的基本经费补助，对医院基建费用、大型设备采购费用、离退休人员工资等进行合理补偿。同时，对于医院承担的公共卫生服务经费，如开展传染病监测、慢性病监测、艾滋病监测、健康教育等，财政可以采取购买服务的方式定项定额补助。

## 7.2.2  动态调整医疗服务价格

医疗服务价格偏低不仅严重影响医务人员的积极性，也难以体现医务人员的劳务价值，合理调整医疗服务价格不仅可以规范医务人员的诊疗行为，而且可以调动医务人员的积极性。医疗服务价格偏低、调整滞后等问题长期存在，合理确定医疗服务价格是一个漫长的过程，需构建常态化的医疗服务价格动态调整机制。调整医疗服务价格首先要测定医务人员的劳务价值，为进一步提高护理费、床位费等服务项目价格做好准备；通过集中采购、医保支付制度等降低药品、耗材、不合理检查检验费用，为医疗服务价格调整腾出空间。从具体调价流程来看，医疗服务价格调整涉及卫生、物价、医保等部门及患者的切身利益，进行医疗服务价格的动态调整，要综合考虑各方利益，建立部门间协作利益机制。卫生部门根据实际需要，提出医疗服务价格调整需求；物价同卫生、医保等部门根据历史数据进行测算，制定调价方案，对价格执行过程进行动态监测。同时，医保部门根据调价方案，做好医保政策与服务价格调整的政策衔接工作，将调整的医疗服务价格纳入医保报销范围内，确保不增加群众医疗费用的实际负担。

政府作为医药卫生体制改革政策的制定者和推行方，需要其制定相应的激励政策以尽可能地满足其他利益相关者的利益诉求，从而使各主体参与县级公立医院改革；但政府同时作为理性经济人存在，也期望县级医疗机构改革后给自身带来利益回报，这时又需要完善政府监管机制。因此，这就需要政府宏观的设计规划，建立起稳定的筹资机制和投入机制，在落实县级公立医院补偿措施的同时，提高医务人员待遇水平，加大对基层医疗机构的基本建设和设备投入，解决基层专业技术人才紧缺问题，调动县级公立医院对基层医疗机构的传、帮、带作用，扩大患者报销范围和报销比例，让居民"看得起病、看的好病"，在此基础上不断完善和强化政府激励制度。此外，政府还需要建立起合适的监管制度，明确各利益相关主体参与县级公立医院改革的责权关系，积极引导和规范各利益相关主体共同参与到行动中来，对政府投入后不参与或参与工作不达标的主体采取严格的惩罚措施。

### 7.2.3 控制医疗费用不合理增长

进一步落实《关于控制公立医院费用不合理增长的若干意见》（国卫体改发〔2016〕10号）的有关要求，采取综合措施，科学控制医疗费用不合理增长。规范医务人员诊疗行为，加大对用药、大型设备检查、卫生材料使用等行为的监管力度，全面规范治疗、检查及用药行为。同时，积极推广临床路径和日间手术，建立、完善临床路径和日间手术的质量控制、效果评价和绩效考核的具体制度与评价标准，将医疗机构临床路径和日间手术的管理状况纳入政府对医院的考核指标体系中，并将其作为医疗机构评审与评价的指标之一。医院也要将临床路径和日间手术的管理纳入内部绩效考核当中。政府需发挥统筹调控作用，围绕"保存量、促增长"的发展理念，在保障医疗卫生费用利用效率的同时，通过制定相应规章和采取激励措施建立不同层级医疗机构间的长效协作机制，调整医疗卫生资源配置方式和结构布局，让县级公立医院的部分资源合理流向基层，还可探索建立县级公立医院与基层医疗机构间的资源共享、共用、共管机制，充分发挥医疗卫生资源的使用效率，调动基层医务人员的工作积极性。为应对基层医疗机构人员短缺问题，政府需注重全科医生培养，并制定相应的培养协议，提升其待遇水平、保障其晋升途径，让全科医生有能力、有意愿服务基层。此外，新一轮医药卫生体制改革已将人民健康作为改革的主要目标，政府应当鼓励或规定更多的医护人员参与到公共卫生服务中来，尤其需要提升基层医疗机构公共卫生人员数量，向基层居民普及健康生活方式、建设社区健康生活环境、发展社区健康产业、完善社会健康保障和服务，将疾病预防与健康治理同时嵌入基层居民生活环境当中，提升医疗卫生资源利用效率的同时，严格控制医疗费用的不合理上涨。

## 7.3 推动分级诊疗制度实施

### 7.3.1 改革医保支付方式

在总额预算下，探索建立按人头付费、按病种付费相结合的复合式医保支付方式，重点推进按病种付费，对县级公立医院各类病种进行全面的梳理，科学调整住院病种和门诊病种，将门诊日间手术、日间治疗按病种付费。同时，应进一步发挥医保支付方式促进患者基层首诊的作用，通过调整县级公立医院和基层医疗机构普通门急诊、慢性病报销比例和报销待遇，引导普通病、慢病患者到基层。通过差别化、复合式的付费方式，引导各级各类医疗机构按功能定位做强、做专、做精。此外，除了提高基层医疗机构报销比例和待遇外，还可以尝试拓宽基层医疗机构的报销范围，将健康体检等预防服务纳入报销范围内，既有利于促进居民对基层医疗服务的利用，也有利于疾病早发现早诊断，减少患者因病情危急而直接前往大医院就诊。

此外，由于我国医保机构与医疗机构始终处于不对等地位，且经办机构较为分散，这种分散的管理模式造成了医保与医疗机构间的互动和谈判机制缺失，也阻碍了医保机构对医疗机构的行为控制力。此外，医保与卫生两部门间的利益诉求并不一致，医保主要负责资金的筹集、管理及使用，确保基金使用安全，而没有将患者合理选择就医行为作为主要目标，所以不会对分级诊疗制度产生直接作用。2016 年 1 月，国务院出台《关于整合城乡居民基本医疗保险制度的意见》，提出整合城镇居民基本医疗保险和新型农村合作医疗制度，建立统一的城乡居民基本医疗保险制度，旨在增强医保谈判能力和对医疗机构的约束能力。而本研究认为国家应当加快整合城乡居民保险制度和城镇职工保险制度，对医保统筹层次进行统一，加强与医疗机构的通力合作，促进医疗机构行为模式转变。在具体操作过程中，可采用门诊统筹方式取消个人账户，即门诊统筹费用只能在基层医疗机构使用，而不能在三级医疗机构使用；部分地区可根据实际情况放开二级医院使用门槛。在转诊方面，需对转诊患者则实行严格的转诊制度，可通过取消下转病人支付第二次住院起付线，将下转病人节约的费用返还给上级医疗机构，促进不同层级医疗机构协同改革工作的开展。

### 7.3.2　建立合理的利益分配机制

县级公立医院改革是需要各利益相关者共同投入和协作的，但由于各参与主体的利益诉求并不尽然一致，甚至还会存在彼此间的冲突和矛盾，而这也将会影响县级公立医院改革目标达成的正常秩序和运行效率。反过来讲，县级公立医院改革实际上也是一种平衡各利益相关者利益诉求和利益矛盾的协调机制，明晰参与县级公立医院改革的相关主体，可以明确各利益相关者在综合改革中的职责和地位，这也有利于各主体根据自身角色进行策略选择和利益博弈，最终达到各方诉求的利益均衡。由此看来，在参与县级公立医院改革时不仅要注重满足各方利益相关者的利益诉求，还需要平衡不同参与主体之间的利益冲突和存在的主要矛盾，而这种平衡并不代表要平等对待每一个主体的利益要求，其核心是在判断每一类主体在参与医疗机构分工协作中的地位和作用，结合其实际利益诉求，并在最大限度上满足其利益诉求。

因此，可以认为合理的利益分配机制是影响分级诊疗制度推行的重要因素。目前，优质资源在医疗卫生系统内仍然十分稀缺，造成了各级医疗卫生机构间利益分配不均的现状，甚至形成了"马太效应"，影响了医疗卫生行业的改革目标和方向。在分级诊疗制度推行过程中，要进一步推进以县级公立医院为龙头、乡镇卫生院为枢纽、村卫生室为基础的医疗联合体建设，加强上下联动，强化分工协作机制，促进县域内优质医疗卫生资源下沉，构建县、乡、村一体化的三级医疗卫生服务体系，明确基层医疗机构能确保收治的常见病、多发病，以及康复期需下转到基层的病种。在医联体内部可通过实行医保资金总额控制，按"总额打包付费、结余留用、超支合理分担"原则，科学合理确定县域内医联体医保资金总控指标，建立医疗费用约束与风险分担机制，促进医联体内医疗机构由被动控费向主动控费转变，合理分配医联体内部医疗机构间的利益。

### 7.3.3 提升基层机构服务能力

首先，政府要加强对基层医疗机构的支持力度，为基层医疗机构的发展提供充足的经费保障，支持基层医疗机构的基本建设，提升基层医疗机构硬件水平。其次，依托县域内医联体，促进县域内优质医疗卫生资源下沉、重心下移，落实县级公立医院指导基层的作用。县级公立医院要加强支援基层医疗机构的力度，从医院中选派专业技术骨干和骨干护士组成团队，对口支援基层医疗机构；到基层医疗卫生机构担任名誉院长，到基层医疗卫生机构坐诊、查房、带教和参与日常管理，逐步提升基层医疗机构的服务能力。同时，基层医疗机构自身也要出台优惠政策，吸引优秀人才到基层医疗机构工作。最后，做好县级公立医院与基层医疗机构用药目录的衔接工作，统一基本药物目录，保证转诊到基层医疗机构病人的用药连续性和一致性。

在强化县级公立医院自身能力建设的同时，需要全面推广家庭医生服务、增加基层居民家庭医生签约服务率，提升患者基层医疗服务使用效率，各地区需形成一套完善的家庭医生服务流程、规范和标准指南，并建立起相应的评价体系。根据基层居民生活方式、行为习惯、工作特点等，对原有家庭医生条线工作的质控标准和评审要求进行相应调整，分阶段推进家庭医生与居民的签约服务。一是对普通人群，可通过政策倾斜，引导基层居民优先选择家庭医生诊疗服务；二是从医疗救助、城乡居民医疗保险等部分特定人群展开家庭医生签约工作，并逐步扩大签约范围；三是对首诊人群实行合理有序的转诊，对超出诊疗范围与能力的患者，由家庭医生提供其上转渠道。在相关政策辅助下，以家庭医生为核心的首诊机制与转诊机制得以建立，为县级公立医院改革夯实了基础。通过优质服务与政策倾斜，并积极引导居民与家庭医生建立签约关系，逐步提高签约居民的就医行为依从性，同时积极探索居民在社区内自主选择家庭医生的竞争机制。

## 7.4　提升信息化水平

### 7.4.1　加强医院信息化建设

首先，要完善县级公立医院内部信息化建设，提升医院信息质量，为县级公立医院开展全面预算管理、医务人员薪酬绩效考核等提供高标准的数据支撑。其次，依托县级公立医院的力量，进一步完善临床检验、医学影像、医疗质量管理、病理诊断等技术协作中心，为基层医疗卫生机构提供同质化的就诊检查诊断服务。同时，鼓励有能力的县级公立医院在成立技术协作中心的基础上，搭建互联网信息平台，互联城市大型公立医院和基层医疗卫生机构，大力开展远程医疗、网络诊疗等服务，实现医院、医务人员和患者之间的充分沟通。

在具体管理措施方面，政府需建立起三级医疗一体化的现代医疗信息管理系统，加强信息平台建设，不断强化长效管理。通过推进医疗、药品、公共卫生、医保和财务等方面的信息化建设，整合各级的医疗资源，促进信息标准化与公共服务信息平台的建设，实现统一与高效的目标。利用现代化网络信息手段改变过去医院内部单一的线性管理模式。通过逐步建立涵盖政府公立医院、民营专项医院及福利院及社区医院和个体诊所专用局域网，方便信息共享与对接。建设集临床远程会诊和培训教育为一体的数字化远程体系，成立远程会诊中心，充分发挥政府公立医院对基层医疗机构的支持作用。

### 7.4.2　实现各类医疗信息互联互通

县域内只有各级各类医疗卫生机构信息能够共享，才能更好地推进分级诊疗制度。当前，医疗机构间信息互联互通程度并不高。要完善县域内医疗卫生信息化平台，构建县域内县级公立医院、基层医疗卫生机构统一的医疗信息系统，实现县域内居民电子健康档案、电子病历、检查报告及医学影像等医疗信息的互联互通、资源共享。同时，将县域内的新农合信息平台、城镇居民医保管理系统、城镇职工医保管理系统、社区管理系统及各级各类医疗卫生机构的医院管理和临床信息系统等有效整合，发展集患者预约诊疗、线上支付、在线随访、检查结果在线查询等为一体化服务模式，构建以电子病历和医院管理为重点的县域内医联体信息共享平台，充分发挥"互联网＋"和大数据的优势。同时，在实现一体化服务模式的基础上，进一步打通人社、卫生、民政、物价等部门的信息共享渠道。为实现医疗卫生监管、分级诊疗、医疗卫生大数据分析应用等提供科学、准确的信息支撑。

## 7.5 加强医院内部管理

### 7.5.1 推进现代医院管理制度建设

改革公立医院的管理体制，达到"政事分开、管办分开"的目的，使得公立医院更好地满足人民群众的医疗服务需求。现有的管理体制下，政府虽然是公立医院的产权所有者，但是具体哪一级政府或者行政部门履行的管理职能并不明确，导致政府对公立医院的管理职能缺位问题较为严重。在进一步推进县级公立医院综合改革过程中，对于尚未组建县级公立医院管理委员会的县（市、区），要抓紧成立由地方政府主要领导为主的县级公立医院公立医院管理委员会；对于已经组建县级公立医院管理委员会的县（市、区），要进一步发挥县级公立医院管理委员会的作用。切实履行政府办医主体责任，负责县级公立医院的设置规模、发展规划、章程批准、重大项目决策、财政投入、绩效考核等重大问题。在坚持公益性基本定位的前提下，探索政事分开、管办分开的思路，明确界定医院所有者和管理者的责权力，落实县级公立医院的人事管理权、绩效工资内部分配权、年度预算执行权等经营管理自主权、医院院长任期目标责任制、院长收入分配激励约束机制。同时，完善公立医院法人治理结构，公立医院法人治理制度是政府举办和管理公立医院的一种有效形式。要尽快出台相关的政策文件，为全面推进县级公立医院法人治理结构提供指导性意见。深入推进公立医院管理体制，充分调动和激发县级公立医院的内生动力，切实提升县级公立医院的医疗服务能力与水平。

此外，我国不同层级医疗机构间的分工关系并不明晰，表现在各类医疗机构间提供服务类别的重复性、竞争性关系，导致各类机构间的协作程度较低。因此，为避免县级公立医院过度扩张和扭曲发展，医院管理者需切实解决好分工问题，而县级公立医院改革的关键在于控制床位规模，根据自身性质进行功能定位，明确提供服务的范围，从而形成合理有序的服务提供体系。根据前文分析可知，县级公立医院作为三级医疗卫生服务网络的"关键枢纽"，应当发挥区域内居民的急危重症抢救、疑难病症治理、严格执行分级诊疗制度、负责基层医疗卫生机构人员培训指导、开展传染病防控等公共卫生服务、自然灾害和突发事件紧急医疗救援和相关的科研教学等功能。明确县级公立医院功能定位，旨在进一步明确其在进一步深化医改进程中的背景，尤其是为了遏制医疗机构间的逐利机制和竞争关系及控制公立医院不合理扩张趋势。当然，不可否认的是，在我国现阶段医疗卫生服务体系运行背景下，明确县级公立医院功能定位很难一蹴而就，需协同多方改革同步实施。

### 7.5.2　完善绩效考核制度

医务人员是参与医药卫生体制改革的主体，促进县级公立医院改革也需要医务人员共同参与完成。因此，应当在不损害医务人员合理利益的前提下，调动其工作积极性，消除医务人员在政府宏观部署决策过程中的阻力因素。研究得知，样本地区为调动县级公立医院医务人员参与改革的积极性制定了相应激励政策，尽管政府及县级公立医院管理者采取了一系列措施，进行了大力投入，但实际效果并不显著。为此，也需要加强对县级公立医院医务人员进行宣传引导，督促医务人员摒弃个人利益、私有利益，改变以往参与县级公立医院改革过程中人浮于事的现象，鼓励医务人员从整体利益、社会利益、群众利益的高度出发，支持政府及县级公立医院管理者做出的有利于分级诊疗制度实施的合理决策，共同促进县级公立医院改革目标的实现。此外，还需获取医务人员对县级公立医院改革目标的认同，同时也要在绩效考核、薪酬管理、职称晋升及个人职业发展等诸多方面综合考虑医务人员的切身利益，发挥他们的主观能动性，创新县级公立医院医务人员激励机制，调动其参与县级公立医院改革的积极性。在具体措施方面，需将医务人员的薪酬与医疗服务的数量、质量、技术难度、成本控制、医德医风、群众满意度等挂钩，充分体现多劳多得、优绩优酬的原则。建立起责任和权利相统一、贡献和报酬相一致、重实绩、重贡献、向优秀人才和关键岗位倾斜的绩效考核分配制度。绩效考核方案中部分指标权重要向高风险新技术倾斜，形成以工作量为基本计奖依据，以成本控制为核算基础，以医疗服务质量与安全、医德医风等为考核指标，充分调动医务人员的工作积极性。

### 7.5.3　加强医院精细化管理

全面预算管理是推动公立医院有效管理的工具之一。县级公立医院应根据医院的功能定位、医保支付方式、上一年预算管理情况及发展目标等，动员医院的医务人员、财务人员、管理人员等全员参与，对医院预算期内的投资、经营、筹资等活动进行全面预测和估算，合理编制医院预算，保证预算的科学性和可行性；并严格执行预算，将责任具体化，落实到个人。同时，加强县级公立医院成本控制工作，严格遵循医院财务会计制度，定期对医院的运行情况进行分析，做好医院医疗服务相关费用指标的公示工作，引导群众选择就医，加强对医院资产的管理，减少浪费医疗卫生资源的行为。

此外，建立医院财务风险防范机制。医院应提高财务风险意识。将财务风险意识贯穿到医院内部管理中，开展培训等活动增强医务人员的财务风险意识。其次，根据医院实际情况，建立医院财务风险预警系统。该系统包括财务风险预警的流程、财务预警指标临界点的设定；指派专人进行监控，对于超临界点的指标，应该及时分析原因、寻找解决办法；对于超临界点较为严重的问题，应及时上报医院分管领导，及时处理问题，减少医院不必要的损失。

与此同时，互联网正以前所未有的广度和深度促进技术产业转型升级和经济发展进步，在社会需求和技术日趋完善的前提下，"互联网＋医疗"应运而生，目前国内以互联网为载体和技术手段的健康教育、医疗信息查询、电子健康档案、疾病风险评估、在线疾病咨询、电子处方、远程会诊、远程治疗和康复等多种形式的健康医疗服务正被业界推广和应用，为医疗卫生服务体系整合及县级公立医院改革提供了众多途径。通过"互联网＋医疗"促进医疗机构改革是医疗卫生服务体系发展的必然趋势，未来可进一步运用"互联网＋医疗"对县级公立医院的资源整合、医保整合、健康管理等方面进行探索，优化现有诊疗模式、资源配置方式完善当前医疗卫生服务体系和进一步深化县级医疗机构改革。

# 第8章 结　论

县级公立医院作为农村三级医疗卫生服务网络的龙头，是政府向县域内居民提供医疗卫生服务的重要载体。推进县级公立医院综合改革工作是深化医药卫生体制改革、缓解群众"看病难、看病贵"问题的关键环节。本书在对相关概念和理论进行阐述的基础上，先对江苏省县级公立医院运行效率及其影响因素进行分析，并从中选取来自苏南、苏中、苏北的6家县级公立医院，运用所构建的县级公立医院的综合改革成效评估指标体系，对6家县级公立医院2013—2015年的综合改革成效进行跟踪评估，发现存在的问题，并提出相应的对策建议。

研究主要结论如下：

（1）分析了县级公立医院综合改革的现状。回顾了县级公立医院综合改革历程，发现县级公立医院发展、改革历程，是县级公立医院服务功能和自身定位不断完善的过程；对4个县级公立医院综合改革示范县及江苏省县级公立医院综合改革措施进行了简要概述，通过简要概述示范县的改革措施发现，各地区都采取建立强有力的领导体制、组建医疗集团、完善人事薪酬制度等措施。

（2）分析了江苏省43家县级公立医院的运行效率及其影响因素。通过静态与动态效率发现，医院总体效率差异较大，差异主要由纯技术效率造成；2014—2015年，部分医院全要素生产率指数下降，主要由技术效率变化指数下降造成；通过影响因素分析发现，内部与外部因素共同影响县级公立医院的运行效率。

（3）构建了县级公立医院综合改革成效评估指标体系。从指标权重来看，公益指标对县级公立医院综合改革成效影响最大，经济指标次之，发展指标最小。

（4）对6家县级公立医院综合改革成效进行了跟踪评估。发现6家医院需进一步深化改革，评估结果的波动趋势同改革进程一致，且县级公立医院综合改革成效与问题并存。通过改革，县级公立医院可持续发展能力增强，医院拥有的人财物资源、医疗服务数量等均有不同程度提升；医院公益性增强，医疗服务质量与效率得到改善，医疗费用上涨控制在较低水平，患者满意度提升，医院社会责任增强；县级公立医院取消了药品加成，扭转了以药补医机制，医院药占比、百元医疗收入中卫生材料费等被控制在较低水平。同时，也还存在一些问题，例如，县级公立医院优秀人才缺乏；地方政府对县级公立医院财政投入不到位，补偿机制不完善；"上转容易下转难"仍然存在，分级诊疗制度推进缓慢；通过调整医疗服务价格来提高医院收入的空间不大，医疗服务价格调整不到位；收支结余率下降，医院面临亏损危机。

（5）结合县级公立医院运行效率及其影响因素分析与综合改革成效跟踪评估的结果，为进一步深化县级公立医院综合改革，本研究提出以下对策建议：第一，增强医院可持续发展能力，主要是合理医疗卫生配置资源，完善人才招聘引进政策，化解县级公立医院历史债务；第二，强化医院的公益性，主要是落实地方政府财政投入责任，动态调整医疗服务价格，控制医疗费用不合理增长；第三，推动分级诊疗制度实施，主要是推动复合式医保支付方式改革，建立合理的利益分配机制，提升基层医疗机构服务能力；第四，提升信息化水平，主要是加强医院信息化建设，实现各类医疗信息互联互通；第五，加强医院内部管理，主要是推进现代医院管理制度建设，完善绩效考核制度，加强医院精细化管理。

# 参考文献

［1］Badri M A, Abdulla M H. Awards of excellence in institutions of higher education: an AHP approach ［J］. International Journal of Educational Management, 2004, 18 (4): 224 – 242.

［2］Hung-Y Wu, Yi-Kuei Lin, Chi-Hsiang Chang. Performance evaluation of extension education centers in universities based on the balanced scorecard ［J］. E-valuation and ProgramPlanning, 2011, 34 (1): 37 – 50.

［3］Tsung-Han Chang. Fuzzy Vikor method: a case study of the hospital service evaluation in Taiwan ［J］. InformationSciences, 2014, 271 (7): 196 – 212.

［4］Sherman H D. Hospital efficiency measurement and evaluation. Empirical test of a new technique ［J］. Medical Care, 1984, 22 (10): 922 – 938.

［5］Guilhermina Rego, Rui Nunes, Jose Costa. The challenge of corporatisation: the experience of portuguese public hospitals ［J］. The European Journal of Health Economics ［J］. 2010, 11 (4): 367 – 381.

［6］Gary D. Ferrier, Julie S. Trivitt. Incorporating quality into the measurement of hospital efficiency: a double DEA approach ［J］. J Prod Anal, 2013 (40): 337 – 355.

［7］Fragkiadakis G, Doumpos M, Zopounidis C, et al. Operational and economic efficiency analysis of public hospitals in greece ［J］. Annals of Operations Research, 2016, 247 (2): 787 – 806.

［8］Khushalani J, Ozcan Y A. Are hospitals producing quality care efficiently? An analysis using dynamic network data envelopment analysis (DEA) ［J］. Socio-Economic Planning Sciences, 2017, 60 (9): 15 – 23.

［9］Puenpatom R A, Rosenman R. Efficiency of thai provincial public hospitals during the introduction of universal health coverage usingcapitation ［J］. Health Care Management Science, 2008, 11 (4): 319 – 338.

［10］Pilyavsky A I, Aaronson W E, Rosko M, et al. East – west: does it make adifference to hospital efficiencies in Ukraine? ［J］. Health Economics，2010，15（11）：1173－1186.

［11］Tiemann O，Schreyogg J. Changes in hospital efficiency after privatization ［J］. HealthCare Management Science，2012，15（4）：310－326.

［12］Caroline Jehu-Appiah，Serufusa Sekidde，Martin Adjuik，et al. Ownership and technical efficiency of hospitals：evidence from Ghana using data envelopment analysis ［J］. Cost Effectiveness and Resource Allocation，2014，12（1）：9.

［13］Roya Gholami，Dolores Añón Higón，Ali Emrouznejad. Hospital performance：efficiency or quality? Can we have both with it? ［J］. Expert Systems with Applications，2015，42（12）：5390－5400.

［15］亓慧. 基于卓越绩效准则的公立医院绩效评价研究 ［D］. 济南：山东大学，2014.

［16］邓剑伟，杨艳，杨添安. 如何实施医疗服务和质量第三方评价——日本 JCQHC 医院审查政策及其借鉴 ［J］. 中国行政管理，2018，29（2）：143－148.

［17］Piee Pe. Managing the non-profit organization ［J］. Journal of Health Economics. 2005，19（4）：233－250.

［18］John. The employee assisstance treatment plamier ［J］. Chinalight Industry Press. 2007，21（6）：120－125.

［19］Zelman. Consumer information and competition between non-profit and for-profit nursing homes ［J］. Journal of Health Economics，2008，28（1）：219－240.

［20］Verzola A，Bentivegna R，Carandina G，et al. Multidimensional evaluation of performance：experimental application of the balanced scorecard in ferrara university hospital ［J］. Cost Effectiveness & Resource Allocation，2009，7（1）：15.

［21］Eric van der Ger，Harrie F J M van Tuijl，Christel G R utte. Performance management in healthecare：performance indicator development task uncertainty，and types of performance indicators ［J］. Social Science &Medicine，2009，69（10）：1523－1530.

［22］Effie Simou，Paraskevi Pliatsika，Eleni Koutsogeorgou，et al. Developing a national framework of quality indicators for public hospitals ［J］. The International Journal of Health Planning and Management，2014，29（3）：187－206.

［23］Long-Sheng Chen，Yi-Ren Wang. A conceptual framework for Taiwan′s hospital clinical performance indicators ［J］. Journal of the Formosan Medical Association, 2015, 114 (5): 381 – 383.

[24] Victor Soria-Aledo, Daniel Angel-Garcia, Ismael Martinez-Nicolas, et al. Development and pilot study of an essential set of indicators for general surgery services [J]. Cirugía Espanola, 2016, 94 (6): 55 – 63.

[25] Ruth Brousseau, Sophia Chang. Reflections on a decade of funding public hospital systems [J]. Health Affairs, 2013, 35 (11): 1330 – 1333.

[26] Lazarevik V, Donev D, Gudeva Nikovska, et al. Three periods of health system reforms in the republic of macedonia (1991—2011) [J]. Makedonska Akademija na Naukite I Umetnostite, 2013, 33 (2): 175 – 189.

[27] Peiying Zhang. Reform of public hospitals and the main role of medical staffs [J]. Cell Biochemistry and Biophysics, 2014, 70 (2): 893 – 896.

[28] Zhang Xing, Tatsuo Oyama. Measuring the impact of Japanese local public hospital reform on national medical expenditure via panel data regression [J]. Technological Forecasting & Social Change, 2016. 111 (9): 44 – 62.

[29] Tuba I Agartan. Health workforce policy and Turkey's health care reform [J]. Health Policy, 2015, 119 (12): 1621 – 1626.

[30] 代涛, 陈瑶, 马晓静. 新加坡公立医院改革的主要做法与启示 [J]. 中国卫生政策, 2012, 5 (8): 4 – 8.

[31] 朱嘉龙, 黎夏, 方鹏骞. 国外公立医院改制模式及经验 [J]. 医学与社会, 2014, 27 (5): 8 – 9.

[32] 赵要军, 王仲阳, 李建军, 等. 国外公立医院绩效评价对我国的启示 [J]. 中国卫生经济, 2012, 31 (2): 93 – 96.

[33] 罗海芸. 公立医院改革模式研究——以台北市立联合医院为案例 [J]. 陕西行政学院学报, 2014, 28 (2): 36 – 40.

[34] 卜胜娟, 熊季霞, 武宜珉. 发达国家公立医院的绩效评价体系对我国的启示 [J]. 南京中医药大学学报 (社会科学版), 2015, 16 (4): 255 – 261.

[35] 焦明丽. 国内外公立医院改革成效评估比较研究 [J]. 知与行, 2016, 2 (7): 146 – 150.

[36] 陈卉. 国外公立医院第三方评价对我国的启示 [J]. 海南大学学报 (人文社会科学版), 2017, 35 (1): 30 – 34.

[37] 李滔, 刘智勇, 张红星, 等. 建立以公益性为导向的公立医院绩效考核制度的若干思考 [J]. 医学与社会, 2014, 27 (9): 7 – 10.

[38] 顾昕. 全民健康保险与公立医院的公益性: 加拿大经验对中国新医

改的启示 [J]. 中国行政管理, 2011, 27 (11): 85 – 89.

　　[39] 吴敬琏. 公立医院公益性问题研究 [J]. 经济社会体制比较, 2012, 28 (4): 13 – 20.

　　[40] 赵云, 叶靖. 公立医院公益性认识的四个阶段 [J]. 中国卫生事业管理, 2015, 31 (5): 337 – 340.

　　[41] 王森, 周绿林, 张忠英. 以公益性为基础的公立医院员工绩效评价体系研究——以昆山市第一人民医院为例 [J]. 中国人力资源开发, 2015, 29 (4): 84 – 89.

　　[42] 尹红燕, 王珩, 李念念, 等. 公立医院公益性内涵界定及相关问题探讨 [J]. 南京医科大学学报 (社会科学版), 2016, 17 (4): 267 – 268.

　　[43] 谢世堂, 沈慧, 曹桂. 我国公立医院公益性内涵发展的思考 [J]. 中国医院管理, 2017, 37 (9): 1 – 3.

　　[44] 罗亚敏. 公共管理视角下公立医院公益性的内涵及相关问题分析 [J]. 医学与社会, 2018, 31 (1): 21 – 23.

　　[45] 熊季霞, 周敏. 对公立医院的公益性及其评价指标的认知分析——基于医患双方的问卷调查 [J]. 中国卫生事业管理, 2014, 30 (3): 171 – 173.

　　[46] 李军, 刘建, 蒋沫怡, 等. 公立医院公益性评价指标体系构建的理论框架探讨 [J]. 中国医院, 2014, 18 (5): 22 – 24.

　　[47] 程琼, 耿娜, 江志斌. 医疗卫生机构公益性公平性与收益性的平衡度评价及实证研究 [J]. 工业工程与管理, 2015, 20 (3): 98 – 102.

　　[48] 邓大松, 刘振宇. 中国县级公立医院公益性评价 [J]. 江西社会科学, 2018, 39 (1): 236 – 245.

　　[49] 周绿林, 朱晓强, 汪文新. 县级公立医院综合改革评估指标体系研究 [J]. 中华医院管理杂志, 2014, 30 (11): 808 – 811.

　　[50] 刘洋, 王杰. 公立医院绩效管理评价指标权重系数的设置——以 BH 医院为例 [J]. 卫生软科学, 2015, 29 (9): 556 – 558.

　　[51] 张立超, 陈宏, 徐占民, 等. 公立医院绩效评价 PATH 优化模型指标体系的构建 [J]. 中国医院管理, 2017, 36 (8): 4 – 7.

　　[52] 张娜, 于智新, 赵晓雯, 等. 县级公立医院综合改革效果评价指标体系研究 [J]. 中国医院管理, 2017, 37 (3): 8 – 10.

　　[53] 杨毅, 张昕男, 田侃. 基于 Delphi 和 AHP 的公立医院声誉评价指标体系构建 [J]. 中国卫生事业管理, 2017, 34 (4): 241 – 246.

　　[54] 董保华, 王信敏. 山东省东营市公立医院改革成效综合评价 [J].

医学与社会，2016，29（9）：50－53．

［55］毛瑛，王雪，何荣鑫．基于 TOPSIS 模型的公立医院医疗服务能力评价研究［J］．中国卫生质量管理，2016，23（6）：99－103．

［56］敖检根，万贻平，余文珠．江苏省县级公立医院改革试点运行效率分析——基于 DEA 模型的实证分析［J］．中国卫生统计，2014，31（6）：1007－1009．

［57］吴舒婷，吴小南，李跃平，等．福建省县级综合性公立医院运行效率变化分析［J］．中国卫生政策，2015，8（10）：41－45．

［58］谭华伟，郑万会，张云，等．生产技术异质性视角下重庆市县级公立医院效率评价研究［J］．中国卫生经济，2016，35（6）：58－61．

［59］李璐，方鹏骞，刘丹，等．三明市公立医院运行现状及效率评价［J］．中华医院管理，2017，33（4）：255－258．

［60］谢丹萍，曹杰，岳经纶，等．广东省县级公立医院改革试点医院效率分析［J］．中国医院管理，2017，37（5）：8－10．

［61］李湘君，王中华．基于等级差异的公立医院效率及其影响因素分析［J］．统计与信息论坛，2013，28（6）：76－80．

［62］王中华，李湘君．补偿机制转化与公立医院产出效率驱动［J］．系统工程，2015，33（8）：95－104．

［63］李京，傅昌，毛宗福．我国中部地区县级公立综合医院效率及影响因素研究［J］．西安电子科技大学学报（社科版），2017，27（2）：24－27．

［64］郭亚楠，张瑶，张馨予，等．基于超效率 DEA 模型的医院技术效率评价与影响因素分析［J］．中国医院管理，2017，37（7）：38－40．

［65］李瑛，沈亚平．天津公立医院效率分析［J］．甘肃行政学院学报，2017，27（3）：51－57．

［66］赵苗苗，吴群红，郝艳华，等．黑龙江省县级医院绩效评价指标体系构建研究［J］．中国医院管理，2012，32（4）：20－22．

［67］田惠东．基于平衡计分卡的医院绩效评价指标体系构建［J］．财会通讯，2015，36（22）：72－74．

［68］张利平，于贞杰，王海振，等．公立医院绩效评价指标体系构建与若干建模方法应用比较研究［J］．中国卫生统计，2016，33（6）：972－975．

［69］胡永昌．医疗服务评价指标体系的构建［J］．中国卫生质量管理，2013，20（5）：69－71．

［70］骆达，杨文秀，周秀龙，等．公立综合性医院医疗服务质量评价研

究 [J]. 现代医院管理, 2015, 13 (2): 14 - 16.

[71] 李国红, 李恒, 王晨力. 信息化时代的医疗服务绩效评价关键指标分析 [J]. 中国医院, 2018, 22 (1): 20 - 22.

[72] 段胜楠, 吴媛, 曾群芳, 等. 二级公立医院发展能力综合评价 [J]. 中华医院管理杂志, 2012, 28 (8): 624 - 626.

[73] 邬静艳, 杨泉森, 石其昌, 等. 县级医院综合服务能力评价指标体系研究 [J]. 中国医院, 2016, 20 (2): 2 - 7.

[74] 胡晓, 周典, 吴丹, 等. 医院补偿能力评价指标体系初步研究 [J]. 中国医院管理, 2012, 32 (3): 15 - 17.

[75] 杨珂玲, 蒋杭, 张志刚. 基于 TOPSIS 法的我国现代服务业发展潜力评价研究 [J]. 软科学, 2014, 28 (3): 130 - 134.

[76] 王一任. 综合评价方法若干问题研究及其医学应用 [D]. 长沙: 中南大学, 2012.

[77] 舍曼. 弗兰德, 艾伦. C. 古德曼, 迈伦. 斯坦诺. 卫生经济学 (第六版) [M]. 北京: 中国人民大学出版社, 2011.

[78] 斯蒂芬 J. 威廉斯, 保罗 R. 托伦斯. 卫生服务导论 (第六版) [M]. 刘建平译. 北京: 北京医科大学出版社, 2014.

[79] 顾昕. 全球性公立医院的法人治理模式变革——探寻国家监管与市场效率之间的平衡 [J]. 经济社会体制比较, 2006, 22 (1): 46 - 55.

[80] Charkham J. Corporategovernance: lessons from abroad [J]. European Business Journal, 1992, 4 (2): 8 - 16.

[81] Clarkson M B E. A stakeholder framework for analyzing and evaluating corporate social performance [J]. Academy of Management Review, 1995, 20 (1): 92 - 117.

[82] Wheeler D, Sillanpa A M. Including the stakeholders: the business case [J]. Long Range Planning, 1998, 31 (2): 201 - 210.

[83] Mitchell R K, Agle B R, Wood D J. Toward a theory of stakeholder identification and salience: defining the principle of who and what really counts [J]. Academy of Management Review, 1997, 22 (4): 853 - 886.

[84] 颜丹丹, 任建萍, 卫萍, 等. 利益相关者博弈理论在卫生领域研究现况与进展 [J]. 卫生软科学, 2013, 27 (4): 201 - 203.

[85] 赵春祥, 田立启, 孙君凤, 等. 公立医院利益相关者研究 [J]. 现代医院管理, 2014, 12 (3): 29 - 31.

［86］程小平，冷贵兰，胡侠翔，等. 公立医院利益相关者界定［J］. 医院管理论坛，2015，32（1）：9-10.

［87］王志成. 杭州市富阳区公立医院改革研究［D］. 武汉：华中师范大学，2016.

［88］屈谦. 卫生改革发展要处理好的几个关系［J］. 中国卫生政策，2013，6（10）：1-4.

［89］何谦然，邓大松，李玉娇. 中国公立医院改革历程的公共政策评估［J］. 社会保障研究，2014，7（1）：3-12.

［90］伍凤兰，申勇. 公立医院改革——历史演进、制度困境与路径选择［J］. 中国卫生政策，2016，9（1）：34-39.

［91］曹桂荣. 中国医院改革30年——历史进程、主要成就与面临的挑战［J］. 中国医院，2008，12（9）：1-8.

［92］陶启业. 贫困县这样搞医改［J］. 中国卫生，2017，13（3）：106-107.

［93］Andesren P，Petersenn C. A procedure for ranking efficient units in data envelopment analysis［J］. Management Science，1993，39（10）：1261-1264.

［94］Gannon B. Total factor productivity growth of hospitals in Ireland：a non-parametric approach［J］. Applied Economics Ltters，2007，15（2）：131-135.

［95］Sommersguterreichmann M. The impact of the austrian hospital financing reform on hospital productivity：empirical evidence on efficiency and technology changes using a non-parametric input-based Malmquist approach［J］. Health Care Management Science，2000，3（4）：309-321.

［96］Zere E，Mcintyre D，Addison T. Technical efficiency and productivity of public sector hospitals in three south african provinces［J］. South African Journal of Economics，2001，69（2）：336-358.

［97］Fare R，Grssskopf S，Lindgren B，et al. Productivity changes in swedish pharamacies 1980—1989：A non-parametric Malmquist approach［J］. Journal of Productivity Analysis，1992，3（1）：85-101.

［98］Coellit J，Rao D S P，O'Donnell C J，et al. An introduction to efficiency and productivity analysis［M］. SpringerUS，2005.

［99］李胜会，熊璨. 社会保障财政支出：城乡效率差异及原因［J］. 公共管理学报，2016，13（3）：135-160.

［100］徐雨晨，王润华，付广建. 基于数据包络分析的县级公立医院运行效率评价［J］. 重庆医学，2013，42（32）：3939-3941.

[101] 潘景香, 王小万, 李健, 等. 二级医院效率及影响因素的实证研究 [J]. 中国卫生经济, 2014, 33 (7): 84 – 87.

[102] 毛燕娜, 王小万, 冯芮华, 等. 基于数据包络分析的医院效率评价指标筛选研究 [J]. 卫生经济研究, 2015, 32 (8): 15 – 19.

[103] 马桂峰, 马安宁. 新医改背景下县级公立医院效率变化及其影响因素研究 [J]. 中国卫生统计, 2015, 32 (5): 834 – 835.

[104] 万欢, 艾丽唤, 陈俊伶, 等. 湖北省县级公立医院综合改革试点医院运行效率评价 [J]. 中国医院管理, 2016, 36 (9): 15 – 18.

[105] 钮庆璐, 熊季霞. 江苏省县级公立医院效率评价 [J]. 中国卫生资源, 2016, 19 (6): 517 – 521.

[106] 谢丹萍, 曹杰, 岳经纶, 等. 广东省县级公立医院改革试点医院效率分析 [J]. 中国医院管理, 2017, 37 (5): 8 – 10.

[107] 邹晓琦, 陈星宇, 黄舒婷, 等. 基于 DEA 模型的广东省 58 家县人民医院效率研究 [J]. 现代医院, 2017, 17 (1): 1 – 5.

[108] 曾雁冰, 蔡伦, 孙卫, 等. 基于 DEA 模型分析我国公立医院运行效率 [J]. 中国卫生统计, 2018, 35 (1): 47 – 51.

[109] Charnes A, Cooper W W, Rhodes E. Measuring the efficiency of decision making units [J]. European Journal of Operational Research, 1978, 2 (6): 429 – 444.

[110] 刘新靓, 董四平, 黎浩. 基于 Bootstrap – DEA 的湖北省县级公立医院运行效率研究 [J]. 中华医院管理, 2017, 33 (6): 420 – 422.

[111] 朱晓强, 马晓峰, 张华, 等. 药品零加成背景下县级公立医院运行效率分析——基于 DEA-malmquist 指数分析法 [J]. 中国卫生事业管理, 2017, 33 (10): 757 – 760.

[112] 刘小明. 我国医疗服务市场结构特征 [J]. 经济体制改革, 2013, 28 (2): 180 – 184.

[113] 董香书, Proochista A, 肖翔. 中国农村医生离职倾向研究——基于工作收入、医院管理与医患关系的实证分析 [J]. 经济评论, 2013, 34 (2): 30 – 39.

[114] 赵云. 县级公立医院改革和发展的价值优化 [J]. 中国卫生事业管理, 2013, 29 (6): 404 – 407.

[115] 赵露, 方鹏骞. 多元视角下对我国医改顶层设计的再思考——以第一批县级公立医院综合改革试点评估为例 [J]. 中国医院管理, 2014, 34

（3）：1 - 3.

[116] 朱玲. 构建竞争性县乡医疗服务供给机制 [J]. 管理世界，2006，22（6）：55 - 62.

[117] 邓大松，徐芳. 自利性与公益性：公立医院改革的困境与突破——基于相关文献的内容分析 [J]. 江汉论坛，2012，55（9）：64 - 70.

[118] 方鹏骞，闵锐，邹晓旭. 我国县级公立医院改革关键问题与路径选择 [J]. 中国医院管理，2014，34（1）：4 - 8.

[119] 费小冬. 扎根理论研究方法论：要素、研究程序和评判标准 [J]. 公共行政评论，2008，1（3）：23 - 43.

[120] 吴毅，吴刚，马颂歌. 扎根理论的起源、流派与应用方法述评——基于工作场所学习的案例分析 [J]. 远程教育杂志，2016，35（3）：32 - 41.

[121] Glaser B G, Holton J. The grounded theory seminar reader [M]. Mill Valley：Sociology Press 2007.

[122] Melia K M. Rediscovering Glaser [J]. Qualitative Health Research，1996，6（3）：368 - 378.

[123] 彭张林，冯南平，张强，等. 一种区域科技创新能力综合评价指标体系的构建方法 [C]. 中国软科学学术年会，2015.

[124] 周英男，杨文晶，杨丹. 中国绿色增长影响因素提取及构建研究 [J]. 科学学与科学技术管理，2017，38（2）：12 - 19.

[125] Prior L. Using documents in social research [J]. Sociology，2008，42（5）：821 - 836.

[126] Vargas L G. An overview of the analytic hierarchy process and its applications [J]. European Journal of Operational Research，1990，48（1）：2 - 8.

[127] Rangone A. An analytical hierarchy process framework for comparing the overall performance of manufacturing departments [J]. International Journal of Operations & Production Management，1996，16（8）：104 - 119.

[128] 居福美，周晓庆，邱峰，等. 县级公立医院改革成效分析——以南京市高淳人民医院为例 [J]. 现代医院管理，2016，14（2）：23 - 25.

[129] 张白香，季花，周晓庆，等. 南京市高淳人民医院职能科室绩效考核的实践与思考 [J]. 江苏卫生事业管理，2016，27（4）：50 - 52.

[130] 陆伟锋，唐厚兴. 关于多属性决策 TOPSIS 方法的一种综合改进 [J]. 统计与决策，2012，33（19）：38 - 40.

[131] Kelemenis A，Askounis D. A new TOPSIS - based multi - criteria ap-

proach to personnel selection［J］. Expert Systems with Applications，2010，37（7）：4999－5008.

［132］Ye Chen，Kevin W Li，Sifeng Liu. An OWA－TOPSIS method for muotiple criteria decision analysis［J］. Expert Systems with Application，2011，38（5）：5205－5211.

［133］Edoardo Casiglia，Valerie Tikhonoff，Nunzia Giordano，et al. The LTOPSIS：an alternative to TOPSIS decision－making approach for linguistic varia-bles［J］. Expert Systems with Applications，2012，39（2）：2119－2126.

［134］程莉玲，曹健. 加权 TOPSIS 法在医院综合评价中的应用［J］. 中国医院统计，2006，13（1）：17－19.

［135］杨春旭. 医院核心竞争力分析与综合评价体系研究［D］. 长沙：中南大学，2011.

［136］姚洪武，谢金亮，方鹏骞. 公立医院改革试点期间株洲市公立医院资源配置分析［J］. 医学与社会，2013，26（2）：40－42.

［137］曹悦，韩春蕾. 公立医院 PPP 模式应用研究综述［J］. 中国医院统计，2018，25（1）：46－50.

［138］王虎峰，崔兆涵. 医疗服务价格动态调整：大转折与新思路［J］. 价格理论与实践，2017，38（6）：30－35.

［139］唐绍洪，崔垚，刘屹. 分级诊疗制度关涉主体的利益冲突与协调［J］. 中州学刊，2017，39（2）：70－75.

［140］孔令大，刘国恩，刘明，等. 公立医院管理体制改革研究［J］. 中国卫生事业管理，2014，30（3）：164－167.

［141］饶克勤. 构建公立医院运行新机制［J］. 中国卫生，2015，11（6）：32－34.

# 附　录

附录一：

## 县级公立医院改革跟踪评估和发展对策专家访谈提纲

1. 请您谈谈县级公立医院的性质、功能和目标定位是什么？

2. 您认为县级公立医院和城市公立医院、基层医疗卫生机构之间应是什么关系？应发挥什么作用？

3. 贵单位在涉及公益性、患者满意、医疗服务、人事薪酬等方面进行了哪些改革？

4. 您对贵单位改革后的成效有哪些具体感受？在哪些方面发生了显著的变化？

5. 对县级公立医院改革成效进行评估，您认为应从哪几方面设计指标体系？

6. 您对下一阶段县级公立医院改革有着这样的期许或建议？对综合改革评估研究有何建议？

# 附录二：

## 县级公立医院综合改革成效评估指标体系
## 第一轮专家咨询表

尊敬的专家：

您好！非常感谢您抽出时间填写此表！

本研究在县级公立医院综合改革实施的背景下，旨在建立一套指标体系来评估县级公立医院综合改革成效。现在，我们真诚邀请您作为专家咨询小组成员，来确定县级公立医院综合改革成效评估指标，以便科学、客观地评价县级公立医院综合改革成效。请依据您的专业知识和研究背景，对指标的重要程度进行打分。

本咨询表分为三个部分：

① 专家基本情况调查表；

② 专家对一、二级指标的熟悉程度和判断依据评价表；

③ 指标体系重要程度打分表。

请您于 8 月 15 日前填好后发至邮箱 ltt1992305@163.com，联系人：刘童（手机＊＊＊＊＊＊＊＊＊＊＊）

十分感谢！

江苏大学管理学院课题组
2016 年 7 月 25 日

# 第一部分专家基本情况

1．性别：_____　　2．年龄：_____

3．工作单位：_____　　4．工作年限：_____

5．您目前工作的专业领域：_____

① 卫生行政管理；② 医院管理；③ 高校教师；④ 其他

6．您的专业技术职称：_____

7．您的学历：_____

# 第二部分专家对一、二级指标的熟悉程度和判断依据评价表

**表1　一级指标熟悉程度和判断依据评价表（请根据实际情况在对应方框内打"√"）**

| 一级指标 | 熟悉程度 | | | | | 判断依据 | | | |
|---|---|---|---|---|---|---|---|---|---|
| | 很熟悉 | 比较熟悉 | 一般 | 不太熟悉 | 不熟悉 | 理论分析 | 实践经验 | 同行了解 | 直观感受 |
| 发展指标 | | | | | | | | | |
| 公益指标 | | | | | | | | | |
| 经济指标 | | | | | | | | | |

**表2　二级指标熟悉程度和判断依据评价表（请根据实际情况在对应方框内打"√"）**

| 一级指标 | 二级指标 | 熟悉程度 | | | | | 判断依据 | | | |
|---|---|---|---|---|---|---|---|---|---|---|
| | | 很熟悉 | 比较熟悉 | 一般 | 不太熟悉 | 不熟悉 | 理论分析 | 实践经验 | 同行了解 | 直观感受 |
| 发展指标 | 资源配置 | | | | | | | | | |
| | 医疗服务数量 | | | | | | | | | |
| | 科研能力 | | | | | | | | | |
| | 发展潜力 | | | | | | | | | |
| 公益指标 | 医疗服务效率 | | | | | | | | | |
| | 医疗服务质量 | | | | | | | | | |
| | 政府指令性任务 | | | | | | | | | |
| | 次均费用 | | | | | | | | | |
| | 满意度 | | | | | | | | | |
| | 转诊情况 | | | | | | | | | |

| 一级指标 | 二级指标 | 熟悉程度 | | | | | 判断依据 | | | |
|---|---|---|---|---|---|---|---|---|---|---|
| | | 很熟悉 | 比较熟悉 | 一般 | 不太熟悉 | 不熟悉 | 理论分析 | 实践经验 | 同行了解 | 直观感受 |
| 经济指标 | 医院收入 | | | | | | | | | |
| | 医院支出 | | | | | | | | | |
| | 薪酬制度 | | | | | | | | | |
| | 经济效率 | | | | | | | | | |

# 第三部分指标体系重要程度打分表

填表说明：

① 指标的重要性：指标在评估指标体系中的重要程度，指标重要程度分为 1～5 分。5 分：很重要；4 分：较重要；3 分：一般；2 分：较不重要；1 分：很不重要。请根据实际情况再对应方框内打"√"。

② 若您认为某个指标的表述不清晰，请在"指标修改意见"栏填写指标修改意见；若您认为该项指标不需要，请在"指标修改意见"栏注明"删除"。

| 指　　标 | 重要性 | | | | | 指标修改意见 |
|---|---|---|---|---|---|---|
| | 5 | 4 | 3 | 2 | 1 | |
| A1 发展指标 | | | | | | |
| B1 资源配置 | | | | | | |
| C1 在职职工数 | | | | | | |
| C2 在职的医生人数 | | | | | | |
| C3 在职的护士人数 | | | | | | |
| C4 实际开放的床位数 | | | | | | |
| C5 十万元以上设备台数 | | | | | | |
| C6 卫技人员中、高级职称人员占比 | | | | | | |
| B2 医疗服务数量 | | | | | | |
| C7 年门急诊人次数 | | | | | | |
| C8 年出院患者数 | | | | | | |
| C9 年住院患者手术量 | | | | | | |

| 指 标 | 重要性 | | | | | 指标修改意见 |
|---|---|---|---|---|---|---|
| | 5 | 4 | 3 | 2 | 1 | |
| B3 科研能力 | | | | | | |
| C10 年承担的省级及以上科研项目数 | | | | | | |
| C11 年发表的 SCI 论文数 | | | | | | |
| C12 年发表的中华类期刊论文数 | | | | | | |
| C13 年发表的统计源期刊论文数 | | | | | | |
| C14 科教项目支出占比 | | | | | | |
| B4 发展潜力 | | | | | | |
| C15 省级及以上重点专科数 | | | | | | |
| C16 市级重点专科数 | | | | | | |
| C17 开展的二、三类医疗技术数 | | | | | | |
| C18 三、四级手术量占比 | | | | | | |
| C19 年派出进修学习人员数 | | | | | | |
| A2 公益指标 | | | | | | |
| B5 医疗服务效率 | | | | | | |
| C20 病床使用率 | | | | | | |
| C21 病床周转次数 | | | | | | |
| C22 出院病人平均住院日 | | | | | | |
| C23 每职工平均门急诊人次 | | | | | | |
| C24 每职工平均住院床日 | | | | | | |
| B6 医疗服务质量 | | | | | | |
| C25 年院内感染数 | | | | | | |
| C26 年医疗事故数 | | | | | | |
| C27 入院与出院诊断符合率 | | | | | | |
| C28 危急重症患者抢救成功率 | | | | | | |
| B7 政府指令性任务 | | | | | | |
| C29 年医院承担公共卫生服务项目数 | | | | | | |
| C30 年医院参加公共卫生服务的人员数 | | | | | | |
| C31 年医院对口支援医务人员数 | | | | | | |

| 指　标 | 重要性 | | | | | 指标修改意见 |
|---|---|---|---|---|---|---|
| | 5 | 4 | 3 | 2 | 1 | |
| C32 年医院参与突发公共事件的人员数 | | | | | | |
| C33 年医院为困难弱势群体免除的医疗费用 | | | | | | |
| C34 年医院举办的健康宣传教育次数 | | | | | | |
| C35 年医院健康体检人次 | | | | | | |
| C36 年医院培训下级医疗机构人员数 | | | | | | |
| B8 次均费用 | | | | | | |
| C37 门急诊次均费用 | | | | | | |
| C38 门急诊次均药品费用 | | | | | | |
| C39 门急诊次均自付费用 | | | | | | |
| C40 住院次均费用 | | | | | | |
| C41 住院次均药品费用 | | | | | | |
| C42 住院次均自付费用 | | | | | | |
| B9 满意度 | | | | | | |
| C43 门急诊病人满意度 | | | | | | |
| C44 住院病人满意度 | | | | | | |
| B10 转诊情况 | | | | | | |
| C45 下级医疗机构向县医院转诊人次 | | | | | | |
| C46 县医院向下级医疗机构转诊人次 | | | | | | |
| A3 经济指标 | | | | | | |
| B11 医院收入 | | | | | | |
| C47 取消药品加成后医院收入减少额 | | | | | | |
| C48 医疗服务价格调整医院收入净增加额 | | | | | | |
| C49 政府财政补助收入 | | | | | | |
| C50 政府财政投入 | | | | | | |
| C51 药占比 | | | | | | |
| C52 医保支付的费用 | | | | | | |
| C53 患者自付的费用 | | | | | | |
| B12 医院支出 | | | | | | |

| 指　标 | 重要性 | | | | | 指标修改意见 |
|---|---|---|---|---|---|---|
| | 5 | 4 | 3 | 2 | 1 | |
| C54 百元医疗收入中卫生材料费 | | | | | | |
| C55 人员支出占比 | | | | | | |
| B13 薪酬制度 | | | | | | |
| C56 人均年基础性绩效工资 | | | | | | |
| C57 人均年奖励性绩效工资 | | | | | | |
| B14 经济效率 | | | | | | |
| C58 资产负债率 | | | | | | |
| C59 流动比率 | | | | | | |
| C60 流动资产周转率 | | | | | | |
| C61 固定资产周转率 | | | | | | |
| C62 收支结余率 | | | | | | |

# 附录三：

# 县级公立医院综合改革成效评估指标体系
# 第二轮专家咨询表

尊敬的专家：

您好！非常感谢您腾出时间填写此表！

在第一轮专家咨询的基础上，对评估指标体系进行了初步的修改，目前该指标体系共有 3 个一级指标、14 个二级指标、54 个三级指标。请依据您的专业知识和研究背景，再次对指标重要程度进行打分。

请您于 9 月 15 日前填好后发至邮箱 ltt1992305@163.com，联系人：刘童（手机＊＊＊＊＊＊＊＊＊＊＊）

十分感谢！

江苏大学管理学院课题组
2016 年 8 月 20 日

# 指标体系重要程度打分表

填表说明：

① 指标的重要性：是指标在评估指标体系中重要程度，指标重要程度分为 1~5 分。5 分：很重要；4 分：较重要；3 分：一般；2 分：较不重要；1 分：很不重要。请根据实际情况再对应方框内打"✓"。

② 若您认为某个指标的表述不清晰，请在"指标修改意见"栏填写指标修改意见；若您认为该项指标不需要，请在"指标修改意见"栏注明"删除"。

| 指　标 | 重要性 | | | | | 指标修改意见 |
|---|---|---|---|---|---|---|
| | 5 | 4 | 3 | 2 | 1 | |
| A1 发展指标 | | | | | | |
| B1 资源配置 | | | | | | |
| C1 在职的医生人数 | | | | | | |
| C2 在职的护士人数 | | | | | | |
| C3 实际开放的床位数 | | | | | | |
| C4 十万元以上设备台数 | | | | | | |
| C5 卫技人员中中、高级职称人员占比 | | | | | | |
| B2 医疗服务数量 | | | | | | |
| C6 年门急诊人次数 | | | | | | |
| C7 年出院患者数 | | | | | | |
| C8 年住院患者手术量 | | | | | | |
| B3 科研能力 | | | | | | |
| C9 年承担的省级及以上科研项目数 | | | | | | |
| C10 年发表的 SCI 论文数 | | | | | | |
| C11 年发表的中华类期刊论文数 | | | | | | |
| C12 科教项目支出占比 | | | | | | |
| B4 发展潜力 | | | | | | |
| C13 市级及以上重点专科数 | | | | | | |
| C14 开展的二、三类医疗技术数 | | | | | | |
| C15 三、四级手术量占比 | | | | | | |

| 指　　标 | 重要性 | | | | | 指标修改意见 |
|---|---|---|---|---|---|---|
| | 5 | 4 | 3 | 2 | 1 | |
| C16 年派出进修学习人员数 | | | | | | |
| A2 公益指标 | | | | | | |
| B5 医疗服务效率 | | | | | | |
| C17 病床使用率 | | | | | | |
| C18 病床周转次数 | | | | | | |
| C19 出院病人平均住院日 | | | | | | |
| C20 每职工平均门急诊人次 | | | | | | |
| C21 每职工平均住院床日 | | | | | | |
| B6 医疗服务质量 | | | | | | |
| C22 年院内感染数 | | | | | | |
| C23 年医疗事故数 | | | | | | |
| C24 入院与出院诊断符合率 | | | | | | |
| C25 危急重症患者抢救成功率 | | | | | | |
| B7 政府指令性任务 | | | | | | |
| C26 年医院承担公共卫生服务项目数 | | | | | | |
| C27 年医院参加公共卫生服务的人员数 | | | | | | |
| C28 年医院对口支援医务人员数 | | | | | | |
| C29 年医院为困难弱势群体免除的医疗费用 | | | | | | |
| C30 年医院培训下级医疗机构人员数 | | | | | | |
| B8 次均费用 | | | | | | |
| C31 门急诊次均费用 | | | | | | |
| C32 门急诊次均药品费用 | | | | | | |
| C33 门急诊次均自付费用 | | | | | | |
| C34 住院次均费用 | | | | | | |
| C35 住院次均药品费用 | | | | | | |
| C36 住院次均自付费用 | | | | | | |
| B9 满意度 | | | | | | |
| C37 门急诊病人满意度 | | | | | | |

| 指　标 | 重要性 | | | | | 指标修改意见 |
|---|---|---|---|---|---|---|
| | 5 | 4 | 3 | 2 | 1 | |
| C38 住院病人满意度 | | | | | | |
| B10 转诊情况 | | | | | | |
| C39 下级医疗机构向县医院转诊人次 | | | | | | |
| C40 县医院向下级医疗机构转诊人次 | | | | | | |
| A3 经济指标 | | | | | | |
| B11 医院收入 | | | | | | |
| C41 取消药品加成后医院收入减少额 | | | | | | |
| C42 医疗服务价格调整医院收入净增加额 | | | | | | |
| C43 政府财政补助收入 | | | | | | |
| C44 政府财政投入 | | | | | | |
| C45 药占比 | | | | | | |
| B12 医院支出 | | | | | | |
| C46 百元医疗收入中卫生材料费 | | | | | | |
| C47 人员支出占比 | | | | | | |
| B13 薪酬制度 | | | | | | |
| C48 人均年基础性绩效工资 | | | | | | |
| C49 人均年奖励性绩效工资 | | | | | | |
| B14 经济效率 | | | | | | |
| C50 资产负债率 | | | | | | |
| C51 流动比率 | | | | | | |
| C52 流动资产周转率 | | | | | | |
| C53 固定资产周转率 | | | | | | |
| C54 收支结余率 | | | | | | |

# 附录四:

# 县级公立医院综合改革成效评估指标体系
# 权重打分表

尊重的专家:

您好!非常感谢您腾出时间填写此表!

在您帮助与支持下,我们顺利完成县级公立医院综合改革成效评估指标的筛选工作,现需要采用层次分析法确定指标的权重。请您根据各项指标的相对重要程度,对指标体系进行打分。

请您于 10 月 10 日前填好后发至邮箱 ltt1992305@163.com,联系人:刘童(手机＊＊＊＊＊＊＊＊＊＊＊)

十分感谢!

江苏大学管理学院课题组
2016 年 9 月 20 日

在层次分析法的应用中，第一步也是最关键的一步是要衡量指标之间的相对重要程度。运用矩阵表示时，需要对矩阵中的所有元素进行两两对比打分，具体评分原则（见表1）。

**表1　层次分析法判断矩阵赋值及其含义**

| 两指标相比较 | $X_{ij}$赋值 | 两指标相比较 | $X_{ij}$赋值 |
|---|---|---|---|
| $i$比$j$同等重要 | 1 | $i$比$j$稍微不重要 | 1/3 |
| $i$比$j$稍微重要 | 3 | $i$比$j$明显不重要 | 1/5 |
| $i$比$j$明显重要 | 5 | $i$比$j$非常不重要 | 1/7 |
| $i$比$j$非常重要 | 7 | $i$比$j$绝对不重要 | 1/9 |
| $i$比$j$绝对重要 | 9 | 介于以上相邻不重要程度之间 | 1/2、1/4、1/6、1/8 |
| 介于以上相邻重要程度之间 | 2、4、6、8 | — | — |

以一级指标为例，假如某位专家认为下列指标中：

"公益指标"相对于"发展指标"稍微重要，则在表格中"公益指标"与"发展指标"交汇处填3；

"经济指标"相对于"发展指标"同等重要，则在表格中"经济指标"与"发展指标"交汇处填1；

"经济指标"相对于"公益指标"明显不重要，则在表格中"经济指标"与"发展指标"交汇处填1/5。

综上，该专家一级指标层次分析法打分结果如下：

| | 发展指标 | 公益指标 | 经济指标 |
|---|---|---|---|
| 发展指标 | 1 | | |
| 公益指标 | 3 | 1 | |
| 经济指标 | 1 | 1/5 | 1 |

**表2　一级指标层次分析法打分表**

| | 发展指标 | 公益指标 | 经济指标 |
|---|---|---|---|
| 发展指标 | 1 | | |
| 公益指标 | | 1 | |
| 经济指标 | | | 1 |

**表 3　发展指标下二级指标层次分析法打分表**

|  | 资源配置 | 医疗服务数量 | 科研能力 | 发展潜力 |
|---|---|---|---|---|
| 资源配置 | 1 |  |  |  |
| 医疗服务数量 |  | 1 |  |  |
| 科研能力 |  |  | 1 |  |
| 发展潜力 |  |  |  | 1 |

**表 4　公益指标下二级指标层次分析法打分表**

|  | 医疗服务效率 | 医疗服务质量 | 政府指令性任务 | 次均费用 | 满意度 | 转诊情况 |
|---|---|---|---|---|---|---|
| 医疗服务效率 | 1 |  |  |  |  |  |
| 医疗服务质量 |  | 1 |  |  |  |  |
| 政府指令性任务 |  |  | 1 |  |  |  |
| 次均费用 |  |  |  | 1 |  |  |
| 满意度 |  |  |  |  | 1 |  |
| 转诊情况 |  |  |  |  |  | 1 |

**表 5　经济指标下二级指标层次分析法打分表**

|  | 医院收入 | 医院支出 | 薪酬制度 | 经济效率 |
|---|---|---|---|---|
| 医院收入 | 1 |  |  |  |
| 医院支出 |  | 1 |  |  |
| 薪酬制度 |  |  | 1 |  |
| 经济效率 |  |  |  | 1 |

**表 6　资源配置下三级指标层次分析法打分表**

|  | 在职的医生人数 | 在职的护士人数 | 实际开放的床位数 | 十万元以上设备台数 | 卫技人员中中、高级职称人员占比 |
|---|---|---|---|---|---|
| 在职的医生人数 | 1 |  |  |  |  |
| 在职的护士人数 |  | 1 |  |  |  |
| 实际开放的床位数 |  |  | 1 |  |  |
| 十万元以上设备台数 |  |  |  | 1 |  |
| 卫技人员中中、高级职称人员占比 |  |  |  |  | 1 |

表 7 医疗服务数量下三级指标层次分析法打分表

|  | 年门急诊人次数 | 年出院患者数 | 年住院患者手术量 |
|---|---|---|---|
| 年门急诊人次数 | 1 |  |  |
| 年出院患者数 |  | 1 |  |
| 年住院患者手术量 |  |  | 1 |

表 8 科研能力下三级指标层次分析法打分表

|  | 年承担的省级及以上科研项目数 | 年发表的SCI论文数 | 年发表的中华类期刊论文数 | 科教项目支出占比 |
|---|---|---|---|---|
| 年承担的省级及以上科研项目数 | 1 |  |  |  |
| 年发表的SCI论文数 |  | 1 |  |  |
| 年发表的中华类期刊论文数 |  |  | 1 |  |
| 科教项目支出占比 |  |  |  | 1 |

表 9 发展潜力下三级指标层次分析法打分表

|  | 市级及以上重点专科数 | 开展的二、三类医疗技术数 | 三、四级手术量占比 | 年派出进修学习人员数 |
|---|---|---|---|---|
| 市级及以上重点专科数 | 1 |  |  |  |
| 开展的二、三类医疗技术数 |  | 1 |  |  |
| 三、四级手术量占比 |  |  | 1 |  |
| 年派出进修学习人员数 |  |  |  | 1 |

表 10 医疗服务效率下三级指标层次分析法打分表

|  | 病床使用率 | 病床周转次数 | 出院病人平均住院日 | 每职工平均门急诊人次 | 每职工平均住院床日 |
|---|---|---|---|---|---|
| 病床使用率 | 1 |  |  |  |  |
| 病床周转次数 |  | 1 |  |  |  |
| 出院病人平均住院日 |  |  | 1 |  |  |
| 每职工平均门急诊人次 |  |  |  | 1 |  |
| 每职工平均住院床日 |  |  |  |  | 1 |

表 11　医疗质量下三级指标层次分析法打分表

|  | 年院内感染数 | 年医疗事故数 | 入院与出院诊断符合率 | 危急重症患者抢救成功率 |
|---|---|---|---|---|
| 年院内感染数 | 1 |  |  |  |
| 年医疗事故数 |  | 1 |  |  |
| 入院与出院诊断符合率 |  |  | 1 |  |
| 危急重症患者抢救成功率 |  |  |  | 1 |

表 12　政府指令性任务下三级指标层次分析法打分表

|  | 年医院承担公共卫生服务项目数 | 年医院参加公共卫生服务的人员数 | 年医院对口支援医务人员数 | 年医院为困难弱势群体免除的医疗费用 | 年医院培训下级医疗机构人员数 |
|---|---|---|---|---|---|
| 年医院承担公共卫生服务项目数 | 1 |  |  |  |  |
| 年医院参加公共卫生服务的人员数 |  | 1 |  |  |  |
| 年医院对口支援医务人员数 |  |  | 1 |  |  |
| 年医院为困难弱势群体免除的医疗费用 |  |  |  | 1 |  |
| 年医院培训下级医疗机构人员数 |  |  |  |  | 1 |

表 13　次均费用下三级指标层次分析法打分表

|  | 门急诊次均费用 | 门急诊次均药品费用 | 门急诊次均自付费用 | 住院次均费用 | 住院次均药品费用 | 住院次均自付费用 |
|---|---|---|---|---|---|---|
| 门急诊次均费用 | 1 |  |  |  |  |  |
| 门急诊次均药品费用 |  | 1 |  |  |  |  |
| 门急诊次均自付费用 |  |  | 1 |  |  |  |
| 住院次均费用 |  |  |  | 1 |  |  |
| 住院次均药品费用 |  |  |  |  | 1 |  |
| 住院次均自付费用 |  |  |  |  |  | 1 |

表 14　满意度下三级指标层次分析法打分表

|  | 门急诊病人满意度 | 住院病人满意度 |
|---|---|---|
| 门急诊病人满意度 | 1 |  |
| 住院病人满意度 |  | 1 |

**表 15　转诊情况下三级指标层次分析法打分表**

| | 下级医疗机构向<br>县医院转诊人次 | 县医院向下级<br>医疗机构转诊人次 |
|---|---|---|
| 下级医疗机构向县医院转诊人次 | 1 | |
| 县医院向下级医疗机构转诊人次 | | 1 |

**表 16　医院收入下三级指标层次分析法打分表**

| | 取消药品加成后<br>医院收入减少额 | 医疗服务价格调整<br>医院收入净增加额 | 政府财政<br>补助收入 | 政府财政<br>投入 | 药占比 |
|---|---|---|---|---|---|
| 取消药品加成后<br>医院收入减少额 | 1 | | | | |
| 医疗服务价格调整<br>医院收入净增加额 | | 1 | | | |
| 政府财政补助收入 | | | 1 | | |
| 政府财政投入 | | | | 1 | |
| 药占比 | | | | | 1 |

**表 17　医院支出下三级指标层次分析法打分表**

| | 百元医疗收入中卫生材料费 | 人员支出占比 |
|---|---|---|
| 百元医疗收入中卫生材料费 | 1 | |
| 人员支出占比 | | 1 |

**表 18　薪酬制度下三级指标层次分析法打分表**

| | 人均年基础性绩效工资 | 人均年奖励性绩效工资 |
|---|---|---|
| 人均年基础性绩效工资 | 1 | |
| 人均年奖励性绩效工资 | | 1 |

**表 19　薪酬制度下三级指标层次分析法打分表**

| | 资产<br>负债率 | 流动比率 | 流动资产<br>周转率 | 固定资产<br>周转率 | 收支<br>结余率 |
|---|---|---|---|---|---|
| 资产负债率 | 1 | | | | |
| 流动比率 | | 1 | | | |
| 流动资产周转率 | | | 1 | | |
| 固定资产周转率 | | | | 1 | |
| 收支结余率 | | | | | 1 |